SONJA CARLSSON

111 Rezepte gegen erhöhte Cholesterinwerte

Auslöser kennen – Blutfette senken

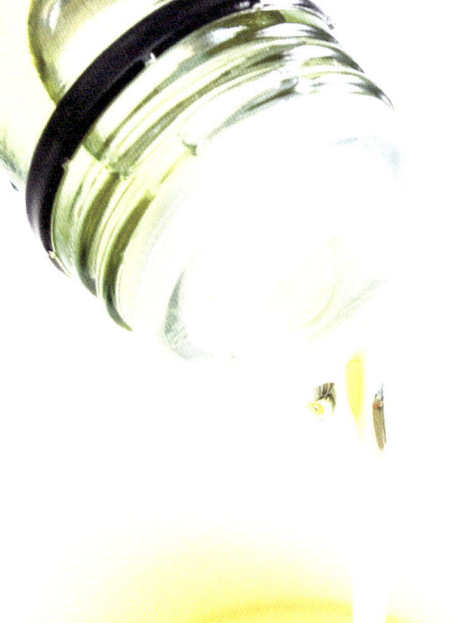

schlütersche

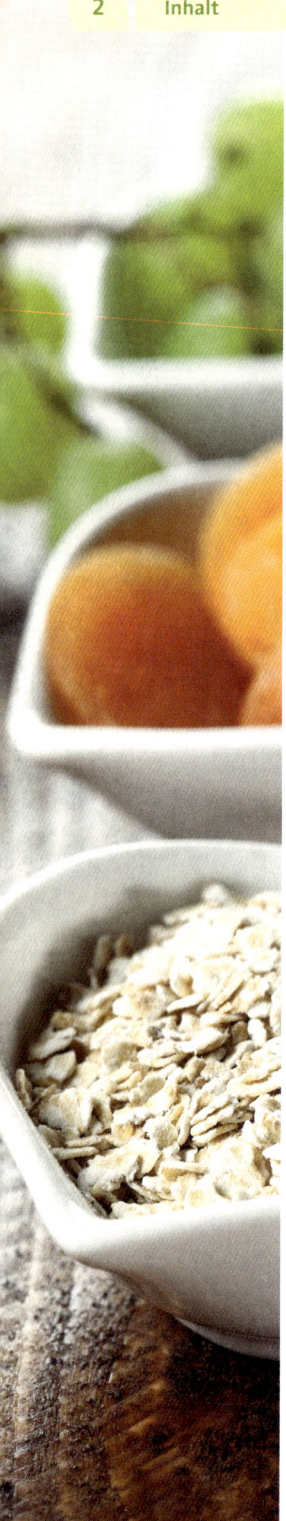

- 4 **LIEBE LESERIN, LIEBER LESER**
- 5 **VORWORT**
- 9 **ERHÖHTE CHOLESTERINWERTE? DAS MÜSSEN SIE WISSEN!**
- 10 Was ist Cholesterin?
- 10 Die Herkunft und der Stoffwechsel von Cholesterin
- 12 „Gutes" und „schlechtes" Cholesterin
- 13 Einflüsse auf die Produktion von endogenem Cholesterin
- 13 Was bewirkt überschüssiges Cholesterin?
- 14 Warum und wann wird ein erhöhter Cholesterinspiegel gefährlich?
- 15 Was ist die „Cholesterin-Lüge"?
- 16 Ohne tierisches Fett kein Cholesterin
- 17 Gesunde und ungesunde Fette: Auf die Fettsäuren kommt es an
- 21 Vollwertige Ernährung ohne Fertigprodukte und konzentrierte Nahrungsmittel
- 23 Hafer ist herzgesund und vielseitig in der Küche
- 24 Die Konsequenzen für die Ernährung auf einen Blick
- 26 **Gut essen, trotzdem Blutfettwerte senken! Darauf sollten Sie achten**
- 26 Fette und Öle
- 28 Fleisch und Wurst
- 28 Fisch und Fischprodukte, Meeresfrüchte
- 29 Milch, Sauermilchprodukte und Käse
- 31 Eier und Eiprodukte
- 31 Getreideprodukte und Kartoffeln
- 32 Obst, Gemüse und Hülsenfrüchte
- 32 Süßes

33	Getränke
34	Tagespläne

37 111 REZEPTE GEGEN ERHÖHTE CHOLESTERINWERTE

38	Nicht ohne mein Frühstück!
56	Hauptgerichte für mittags und abends
57	Salate und Suppen
79	Vegetarische Hauptmahlzeiten
90	Fisch
102	Fleisch
124	Für den Hunger zwischendurch
136	Mit originellen Drinks gegen den Durst
146	Lust auf Süßes?

158 REZEPTREGISTER

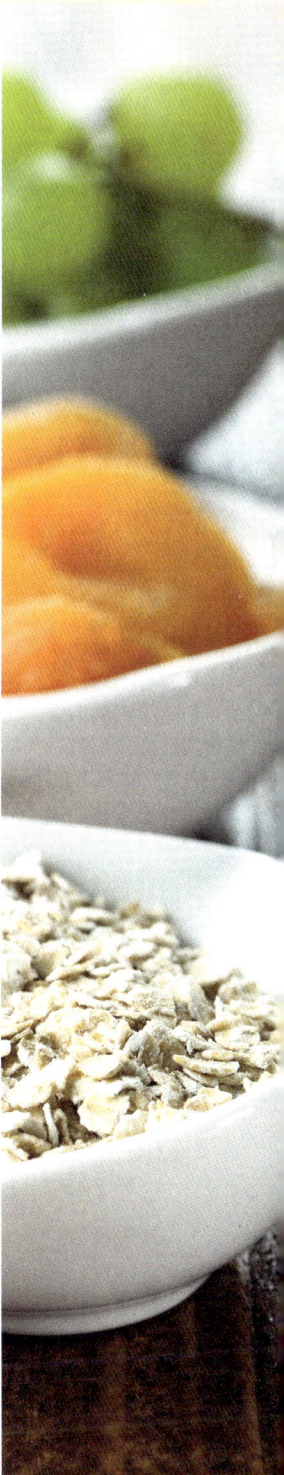

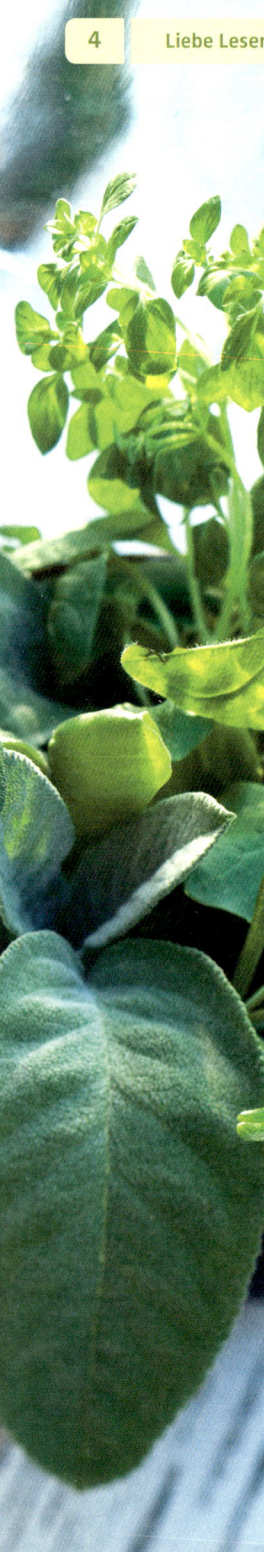

Liebe Leserin, lieber Leser

Sie halten einen Gesundheitsratgeber der Schlüterschen Verlagsgesellschaft in Händen, ein Buch, das Ihnen zeigen wird, dass es viele Möglichkeiten gibt, Ihre Cholesterinwerte mit der richtigen Ernährung zu reduzieren.

Viele Menschen wissen nicht, wie sie sich herzgesund ernähren können. Viele haben Vorbehalte gegen diätetische Maßnahmen, da sie meinen, dass sie für ihre Familie extra kochen müssen. Aber das ist natürlich nicht der Fall. Im Gegenteil: Unsere Rezepte und Ernährungsregeln sind alltagstauglich und auch bestens für Berufstätige und Familien geeignet.

Dafür stehen wir:
- Wir sind Ihr Ratgeberspezialist für Ernährung und Gesundheit.
- Unsere Autoren sind Experten auf ihrem Gebiet, was eine hohe inhaltliche Qualität der Titel sicherstellt.
- Ratgeber werden für Laien geschrieben, und nicht für Fachleute. Bei unseren Ratgebern achten wir folglich auf eine leichte Verständlichkeit und sind konsequent problemlösungsorientiert.

Falls Sie Anmerkungen zu diesem Buch haben, sei es, dass Sie Lob oder konstruktive Kritik loswerden möchten, oder wenn Sie eine Unstimmigkeit entdeckt haben sollten, so freue ich mich, wenn Sie mir schreiben.

Ich wünsche Ihnen viel Erfolg!

Ihre
Katja-Maria Koschate
Lektorat Schlütersche Verlagsgesellschaft
koschate@schluetersche.de

VORWORT

Liebe Leserin, lieber Leser,

ein erhöhter Cholesterinspiegel zählt zu den wichtigsten Risikofaktoren für Herz-Kreislauf-Erkrankungen mit den Folgen von Bluthochdruck, Arteriosklerose, Herzinfarkt und Schlaganfall. Diese gelten seit Jahrzehnten nachweislich als die Todesursache Nummer Eins in Deutschland. Aber auch das europäische Ausland und Amerika weisen eine erschreckende Häufigkeit der Herz-Kreislauf-Krankheiten auf. Sogar die Mittelmeerländer, deren Ernährungs- und Lebensweise in den letzten Jahren als „herzgesund" hochgelobt wurde und durch die Schlagzeilen ging, haben ihren guten Ruf eingebüßt. Übergewicht, Fettleibigkeit, Bewegungsmangel und der zunehmende Fast-Food-Tourismus sind dort nun auch auf der Überholspur.

Erhöhte Blutfette können wir mit der richtigen Ernährung effektiv beeinflussen.

Die Veranlagung für erhöhte Blutfettwerte ist das eine – die können wir nicht beeinflussen. Die Ernährung ist das andere – und genau die können wir sehr wohl und sehr effektiv beeinflussen. Somit liegt es in unserer Hand, fettbewusster zu essen, das Richtige zu trinken, das gesunde Maß nicht aus den Augen zu verlieren und erhöhte Blutcholesterinwerte dauerhaft zu senken. Damit bleiben die Gefäße elastisch, das Herz wird entlastet, auch ein hoher Blutdruck sinkt nachweislich durch eine cholesterinarme Kost. Die Dritte im Bunde ist die Bewegung: Sportliche Betätigung senkt erhöhte Cholesterinspiegel, sie produziert Glückshormone und lenkt vom Essen ab. Die Kondition und die Laune werden besser!

Eine Ernährungsumstellung ist für jeden Betroffenen ein Lernprozess, der sich nicht über Nacht von einem Tag auf den anderen erledigt. Einerseits geht es um ein neues Verständnis der fettkontrollierten Kost, andererseits um die Kenntnis der geeigneten Produkte, die Wahl der richtigen Fette und Öle, dann wiederum um „herzgesunde" Zubereitungsarten und schließlich um die „Begleiter", die eine cholesterinbewusste Ernährung wirksam unterstützen. Denn in den meisten Fällen liegt Übergewicht vor, das unbedingt reduziert werden muss, weil zu viele Pfunde für sich allein schon einen Risikofaktor für Herz-Kreislauf-Krankheiten darstellen. Wenn von erhöhten Blutfettwerten die Rede ist, liegt meist auch Hypertonie (hoher Blutdruck) vor, denn die Ablagerungen in den Gefäßen steigern den Druck auf die Gefäßwände und belasten das Herz enorm. Die Pumparbeit wird zunehmend schwerer. Sie tun also mit einer cholesterinarmen Ernährung in mehrfacher Hinsicht etwas für die Gesundheit.

In diesem Buch will ich Ihnen keine Diät aufdrängen, denn viele Menschen lehnen solche Programme ab und wollen sich nicht tagtäglich von morgens bis abends einem Reglement unterziehen. Meine Rezepte sind vielmehr als Vorschläge für eine gesündere Ernährungsweise zu sehen, die sowohl im kleinen Haushalt funktionieren wie auch im Kreise der Familie oder mit Gästen. Sie lassen sich ganz nach Geschmack und verfügbarer Zeit auch zu einem Wochenplan zusammenfügen, was für viel Abwechslung sorgt und zudem das Einkaufen erleichtert.

Mit einer cholesterinarmen Ernährung tun Sie in mehrfacher Hinsicht etwas für Ihre Gesundheit.

Das Wichtigste ist stets, dass das Essen schmeckt, dass es auch für Kochanfänger oder ältere Menschen praktikabel ist, dass es den Geldbeutel nicht über die Maßen strapaziert und dass die köstlichen Rezepte sowie die Zubereitungsarten und die Tipps dauerhaft Beachtung in Ihrer Lebensweise finden. Es gibt selbstverständlich gewisse Regeln zu beachten: Produkte, die Sie meiden sollten, und Lebensmittel, die Sie bevorzugen sollten. Der Vorteil für Sie liegt eindeutig darin, dass Sie Ihr Erkrankungsrisiko vermindern, dass Sie Gewicht verlieren, sich wohler fühlen und sogar Ihre Medikamentendosis reduzieren können.

Kurz: Eine Ernährungsumstellung erhöht Ihre Lebensqualität und möglicherweise auch Ihre Lebensdauer. Was will man mehr? Gehen Sie mit diesem Buch den Weg der kleinen Schritte und freuen sich jeden Tag auf den nächsten!

Sonja Carlsson
Diplom-Ökotrophologin

Meine Rezepte funktionieren sowohl im kleinen Haushalt wie auch im Kreise der Familie oder mit Gästen.

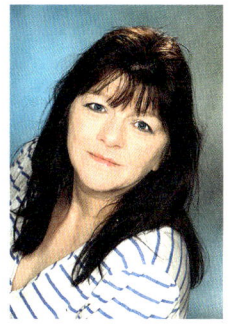

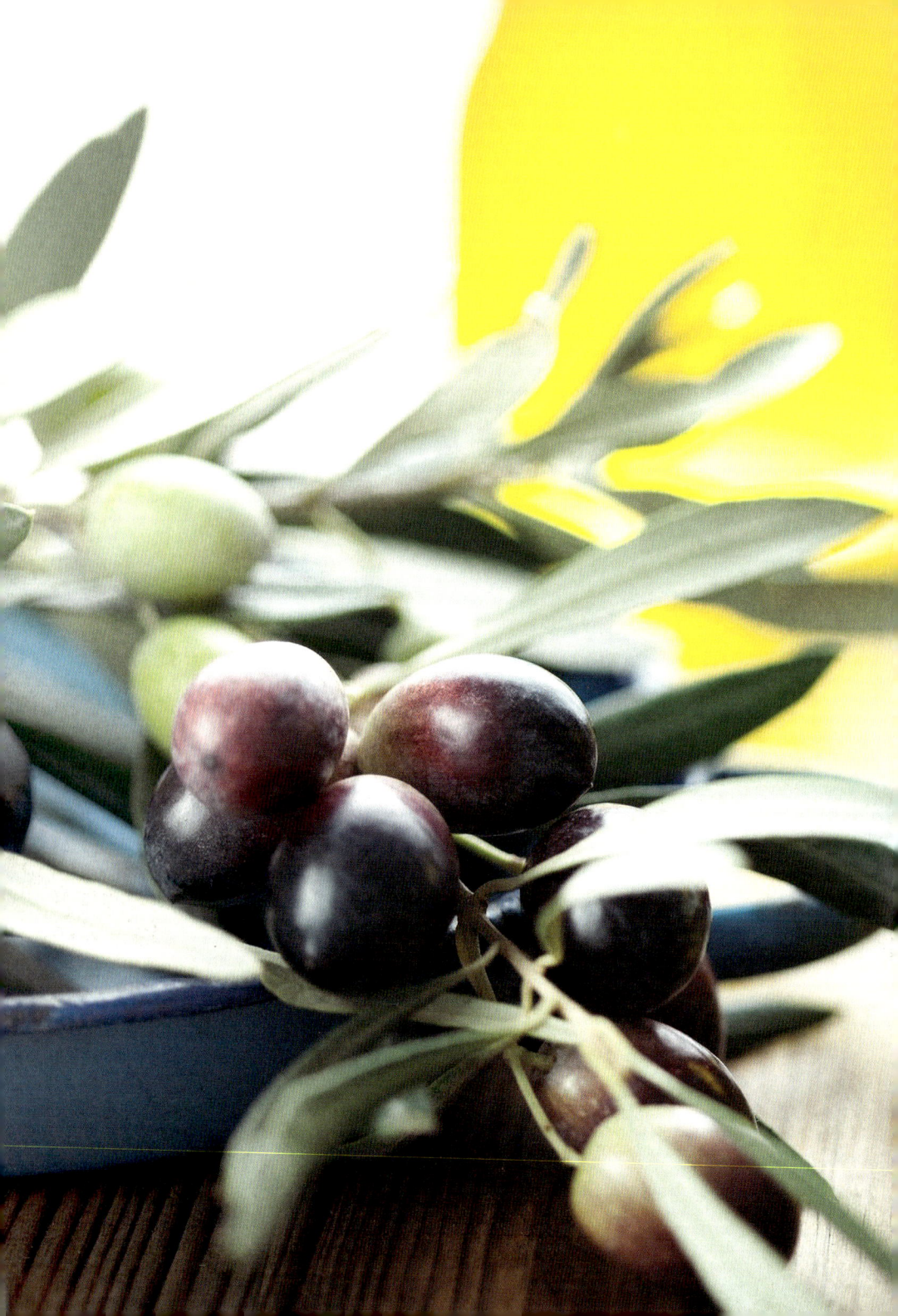

ERHÖHTE CHOLESTERINWERTE? DAS MÜSSEN SIE WISSEN!

Zu viel Cholesterin im Essen soll krank machen. Doch stimmt das überhaupt? Wie gefährlich ist das Fett wirklich? Wann sind die Cholesterinwerte zu hoch? Und was bedeutet HDL, was LDL? Welche Rolle spielt die Ernährung? Es gibt kaum ein Ernährungsthema, über das so viele Halbwahrheiten kursieren. In diesem Kapitel erhalten Sie dazu wichtige Informationen.

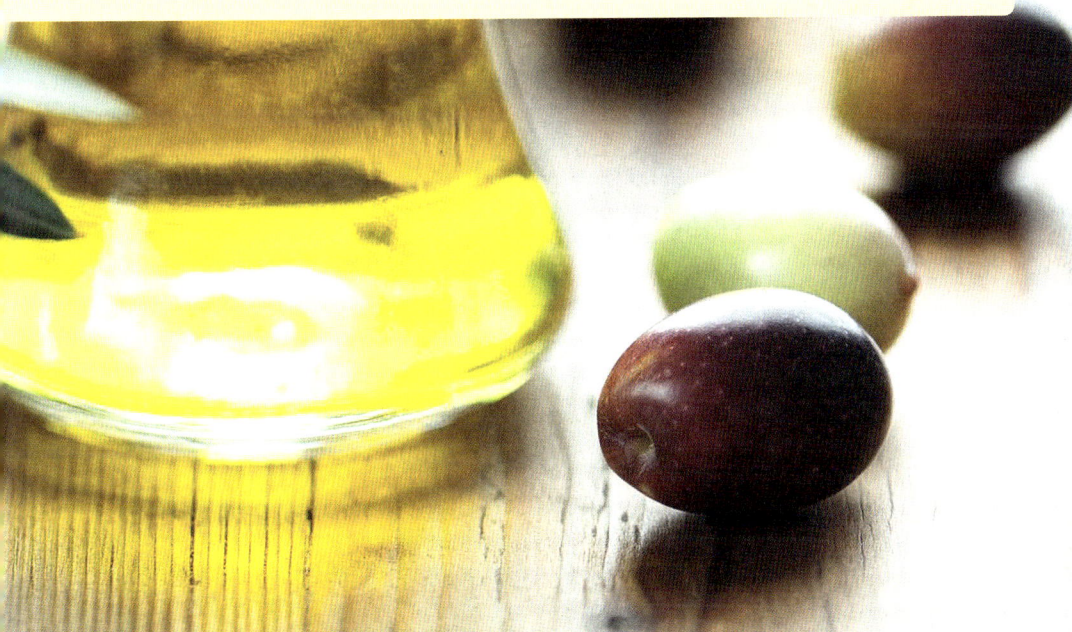

Was ist Cholesterin?

> **!** Cholesterin ist ein Fettbegleitstoff.

Bei Cholesterin (auch als Cholesterol bezeichnet) handelt es sich um einen Fettbegleitstoff mit wachsähnlicher Konsistenz und gelblicher Farbe. Es ist für jeden tierischen Organismus – auch für den Menschen – lebensnotwendig, deshalb produziert es der Körper selbst, hauptsächlich in der Leber (1 bis 1,5 g pro Tag). Grundsätzlich kann auch jede andere Körperzelle Cholesterin herstellen.

Der Name Cholesterin kommt vom Griechischen „chole", was Galle bzw. Gallenflüssigkeit heißt. Der zweite Wortteil stammt von „stereos" (griech. „fest") ab und lässt auf die biochemische Stoffgruppe der Sterine schließen. Cholesterin ist unentbehrlich für die Herstellung von Gallensäuren. Diese wiederum werden für die Fettverdauung gebraucht. Cholesterin ist auch ein Baustoff für stabile Zellwände und für die Funktionen der Zellmembranen, außerdem ist es die Ausgangssubstanz für die Synthese einiger Hormone (Sexualhormone, z. B. Testosteron, Östradiol, Hormone der Nebennierenrinde, z. B. Cortison). Es ist unentbehrlich für die Bildung von Vitamin D, das vor allem zur Verwertung von Kalzium für den Knochenaufbau benötigt wird.

Die Herkunft und der Stoffwechsel von Cholesterin

Cholesterin ist demnach eine körpereigene Substanz mit vielschichtiger Wirkung. Und weil es lebenswichtig ist, produziert es der Körper selbst in der benötigten Menge, die abhängig von der Fettzufuhr und der Art der Fette ist. Ist die Fettzufuhr niedrig, stellt die Leber weniger Cholesterin her, und überschüssiges wird in Form von Gallensäuren wieder in den hepatischen Kreislauf (Leberkreislauf) zurückgeführt. Ist die Fettzufuhr jedoch hoch, passiert Folgendes: Einerseits produziert die Leber mehr Cholesterin, um mehr Gallensäuren für die Fettverstoffwechslung bereitzustellen. Andererseits gelangt über das Nahrungsfett zusätzliches Cholesterin „per Huckepack" in den Kreislauf. Das ist eindeutig zu viel. Es muss eliminiert werden, bevor es sich in den Gefäßen ablagert. Deshalb ist neben der Fettreduktion auch die Einschränkung der Cholesterinzufuhr sehr wichtig, ebenso ist die Bindung von Gallensäuren durch lösliche Ballaststoffe von Bedeutung, um den Zustrom von Cholesterin ins Blut abzufangen. Zu guter Letzt spielt die Fließfähigkeit des Blutes eine Rolle für die Verhinderung von Ablagerungen.

Ausgangssubstanz für die körpereigene Cholesterinproduktion ist das Acetyl-Coenzym A, die „aktivierte Essigsäure", die im Kohlenhydrat- und Fettstoffwechsel anfällt. Allerdings spielt für die endogene Cholesterinproduktion auch die genetische Veranlagung eine gewisse Rolle, ebenso wie die Nahrungszusammensetzung insgesamt.

Die Cholesterinzufuhr über die Nahrung (exogenes Cholesterin) muss zur körpereigenen Produktion (endogene Synthese) hinzugerechnet werden: Alle tierischen Lebensmittel enthalten Cholesterin – in ganz unterschiedlichen Mengen. Pflanzliche Lebensmittel sind cholesterinfrei, die darin vorkommenden cholesterinähnlichen Verbindungen sind die Phytosterine. Diese sind im Gegensatz zu Cholesterin schlecht verwertbar und haben keine cholesterinspezifischen Eigenschaften. Im Gegenteil: Bis zu einem gewissen Maß konkurrieren die Phytosterine mit Cholesterin um die Aufnahme aus dem Darm in den Blutkreislauf. Dadurch kann das LDL-Cholesterin gesenkt werden, wie etliche Studien nachweisen.

Da Cholesterin einerseits ein Fettbegleitstoff ist, andererseits in jeder tierischen Zelle vorkommt, sind fettreiche und zellreiche Produkte besonders reich an Cholesterin: fettes Fleisch, fette Wurst, fettreiche Milchprodukte, Eier (das Ei ist eine einzige Riesenzelle mit hohem Fett- und Cholesteringehalt im Dotter), außerdem Innereien. Diese enthalten zwar relativ wenig Fett, sind aber als Organe sehr zellreich. Die körpereigene Produktion

!
Erhöhter Fettkonsum bedeutet mehr Cholesterin.

!
Pflanzliche Lebensmittel sind cholesterinfrei.

hängt eng mit dem Kohlenhydrat- und Fettstoffwechsel zusammen. Das alles zeigt, dass der Ernährung eine zentrale Stellung bei erhöhten Cholesterinwerten zukommt.

„Gutes" und „schlechtes" Cholesterin

Cholesterin ist als fettartige Substanz nicht wasserlöslich. Aber Blut besteht zum größten Teil aus Wasser. Um den Transport von Cholesterin über den Blutweg zu ermöglichen, braucht es Trägerstoffe. Man unterscheidet grundsätzlich zwei Träger:

- LDL: Es transportiert Cholesterin zu den Organen und an die Orte des Bedarfs, der Blutcholesterinspiegel wird erhöht.
- HDL: Es transportiert überschüssiges Cholesterin wieder zurück zur Leber, der Blutcholesterinspiegel wird gesenkt.

Beide sind sogenannte Lipoproteine (Lipid = Fett, Protein = Eiweiß) mit unterschiedlicher Dichte (engl. density). LDL bedeutet „low density lipoproteine", es ist der Trägerstoff mit niedriger Dichte, besser bekannt als „schlechtes Cholesterin", weil es die Ablagerungen in den Gefäßen verursacht. HDL dagegen ist ein Trägerstoff mit hoher Dichte (HDL = „high density lipoproteine") und wird auch das „gute Cholesterin" genannt, weil es das Cholesterin von den Gefäßwänden löst und zurück zur Leber transportiert, wo es zu Gallensäuren abgebaut wird.

Grundsätzlich benötigt der Körper keine Cholesterinzufuhr über die Nahrung, das endogene reicht aus. Liegt aber eine familiäre Cholesterinämie vor, ist die körpereigene Produktion von Cholesterin erhöht. Damit steigt auch das LDL-Cholesterin im Blut an. Für die Senkung des LDL-Cholesterins verschreibt der Arzt cholesterinsenkende Mittel bzw. Statine. Eine angepasste Ernährung und mehr Bewegung sind dennoch angezeigt.

> **!**
> Normalerweise benötigt der Körper keine Cholesterinzufuhr über die Nahrung.

Einflüsse auf die Produktion von endogenem Cholesterin
Die Menge der körpereigenen Cholesterinsynthese wird durch verschiedene Gegebenheiten beeinflusst:
- Nahrungsfette, die reich an gesättigten Fettsäuren (Laurin-, Myristin- und Palmitinsäure) sind, steigern die Cholesterinproduktion sehr stark. Gleichzeitig wird die Konzentration des LDL-Cholesterins im Blut deutlich erhöht.
- Die körpereigene Cholesterinproduktion steigt proportional mit der Zunahme des Körpergewichts an. Dies ist offenbar auf den Anteil an Körperfettmasse zurückzuführen.
- Bei einer sehr geringen Aufnahme von Cholesterin mit der Nahrung wird die endogene Synthese erhöht.
- Ölsäure beeinflusst die endogene Cholesterinsynthese offenbar nicht. Der günstige Einfluss des Verzehrs von ölsäurereichen Fetten und Ölen auf die LDL-Cholesterinwerte lässt sich durch die bessere Fettsäurenrelation (weniger gesättigte Fettsäuren) erklären.

Was bewirkt überschüssiges Cholesterin?
Sobald die körpereigenen Aufgaben durch die Eigenproduktion von Cholesterin abgedeckt sind, braucht der Körper kein weiteres Cholesterin mehr. Überschüssiges Cholesterin wird abtransportiert. Der größte Teil gelangt zum Abbau zurück zur Leber. Kleine Mengen werden über den Stuhl ausgeschieden. Wie Studien gezeigt haben, kann die Leber mit zunehmendem Alter weniger Cholesterin abbauen. Außerdem enthält die westliche Ernährung zu viel Fett und Cholesterin, und im Laufe der Zeit treten im Körper Ermüdungs- und Gewöhnungserscheinungen auf.

Durch das Zuviel an Cholesterin über Jahre und Jahrzehnte hinweg gewöhnt sich der Körper an die Überernährung und scheidet überschüssiges Cholesterin nicht mehr ausreichend aus. Cholesterin verbleibt im Blut und lagert sich an den Gefäßwänden ab, wodurch diese verengt werden. Die Fließeigenschaft des

> **!** Überschüssiges Cholesterin wird vom Körper abtransportiert.

> ⚠️ **Zu viel Cholesterin kann Arterienverkalkung, Herzinfarkt oder Schlaganfall zur Folge haben.**

Blutes verschlechtert sich aufgrund erhöhter Blutfette, das wiederum begünstigt die Ablagerungen. Diesen Prozess, der sich über Jahren hinziehen kann, nennt man Arteriosklerose (Arterienverkalkung). Die Arterien werden immer enger, die Blut- und Sauerstoffversorgung der Organe schlechter. Zudem steigt dadurch der Blutdruck, denn das Herz muss viel stärker pumpen, um das Blut durch die engen Gefäße zu schaffen. Es wird stark belastet. Gefäßverengungen führen über kurz oder lang zu Herzinfarkt (Verengung der Herzkranzgefäße) und Schlaganfall (Verengung der Hirngefäße mit Sauerstoffmangel im Gehirn). Und gerade bei diesen überaus wichtigen Organen sind die Folgen besonders dramatisch, im schlimmsten Fall tödlich.

Warum und wann wird ein erhöhter Cholesterinspiegel gefährlich?

Erhöhte Blutfettwerte verursachen keine Schmerzen. Man spürt nicht, dass man einen erhöhten Cholesterinspiegel hat, und verkennt das Risiko. Es kann Jahrzehnte dauern, bis sich erste Anzeichen zeigen: hoher Blutdruck, Arteriosklerose, schlimmstenfalls der erste Herzinfarkt oder ein „kleiner" Schlaganfall. Es ist deshalb sehr wichtig, regelmäßig die Blutwerte messen zu lassen, vor allem, wenn erhöhte Cholesterinwerte in der Familie liegen (familiäre Cholesterinämie) und in der Familiengeschichte bereits Herz-Kreislauf-Erkrankungen aufgetreten sind. Unentdeckt, unbehandelt, ohne eine Ernährungsumstellung und ohne regelmäßige Bewegung führt ein erhöhter Blutfettspiegel über kurz oder lang zu Bluthochdruck, Arteriosklerose sowie zu Herzinfarkt und Schlaganfall. Die wichtigsten Werte für den Cholesterinspiegel finden Sie auf der Umschlagklappe vorne.

> ⚠️ **Lassen Sie regelmäßig Ihre Blutwerte messen.**

Was ist die „Cholesterin-Lüge"?

Ein hoher Cholesterinspiegel wurde bisher stets als größte Gefahr für das Herz dargestellt, den es zu bekämpfen gilt und der auf möglichst niedrige Werte heruntergedrückt werden muss – in den meisten Fällen mit Medikamenten, den sogenannten Lipid-Senkern oder Statinen. Doch heute wissen wir, dass der Gesamtcholesterinwert allein nichts aussagt über das gesundheitliche Risiko. Cholesterin an sich ist auch keine gefährliche Substanz, zumal es der Körper braucht. Ab wann und womit man erhöhten Cholesterinwerten entgegentreten sollte, wird heute differenzierter gesehen. Erhöhte Werte im Blut gelten nach wie vor als Risikofaktor Nummer Eins für Arteriosklerose und Herz-Kreislauf-Krankheiten. Allgemeingültige Werte dafür gibt es allerdings nicht, denn es greifen viele Faktoren in die Cholesterinproblematik ein. Und längst sind nicht alle Fragen rund um das Cholesterin und die anderen Blutfette beantwortet. Vor allem die Triglyzeride geben den Forschern noch Rätsel auf.

Allen Faktoren für hohe Cholesterinwerte voran stehen die familiäre Disposition (Veranlagung), die Ernährung und die Lebensweise (Übergewicht, Rauchen, Alkohol, Bewegungsmangel). Dazu kommt das Alter. Es ist erwiesen, dass bei einem großen Teil der Bevölkerung der Körper genetisch bedingt zu viel Cholesterin produziert. Der Arzt stellt das schnell fest, indem er einfach nachfragt, ob bei Eltern, Großeltern, Geschwistern und nahen Verwandten Herz-Kreislauf-Krankheiten vorliegen oder Herzinfarkte vorgekommen sind.

Wer ein familiäres Risiko in sich trägt, dazu noch raucht und bereits erhöhte Cholesterinwerte aufweist, möglicherweise erhöhten Blutdruck und Übergewicht hat und vielleicht noch Diabetiker ist, kommt um eine medikamentöse Therapie nicht herum. Alle anderen können schon durch eine Ernährungsumstellung, mehr Bewegung und Gewichtsabnahme die Werte senken. Ob sie dennoch cholesterinsenkende Medikamente brau-

> **!** Der Gesamtcholesterinwert allein sagt nichts aus über das gesundheitliche Risiko.

> **!** Bei vielen Menschen produziert der Körper genetisch bedingt zu viel Cholesterin.

chen, entscheidet der Arzt. Es bedarf einer längeren Beobachtung der Blutfettwerte sowie auch des Blutdrucks. Denn der Nutzen der Medikamente für diese Betroffenen ist noch nicht eindeutig belegt, zumal es eine ganze Reihe von Nebenwirkungen gibt.

Fazit: Eine Lüge ist es gewiss nicht, dass ein hoher Blutfettspiegel einen Risikofaktor für Herz-Kreislauf-Krankheiten darstellt. Aber es ist nicht wahr, dass nur das Cholesterin schuld an Herzinfarkt und Schlaganfall ist. Cholesterin ist nicht der „Killer Nummer Eins". Man muss eben auch andere Faktoren und vor allem die familiäre Disposition dabei berücksichtigen. Dabei relativiert sich das Gesamtbild. Dennoch hat die Senkung der Cholesterinwerte im Rahmen einer Ernährungsumstellung erste Priorität. Weitere Veränderungen in der Lebensweise müssen folgen.

> **!** Cholesterin ist nicht der „Killer Nummer Eins", ein zu hoher Wert muss dennoch gesenkt werden.

Ohne tierisches Fett kein Cholesterin

Cholesterin ist ein Fettbegleitstoff und kommt in der Nahrung nur zusammen mit tierischem Fett vor. Für die Ernährung bei erhöhtem Cholesterinspiegel ergeben sich folgende Konsequenzen:

- Die Aufnahme von Fett, insbesondere von Fetten tierischen Ursprungs, ist zu reduzieren.
- Der Fleisch- und Wurstkonsum sollte sich auf kleine Mengen und fettarme Sorten beschränken. Bei Fleisch und Schinken Fettränder und alles sichtbare Fett entfernen. Bei Brathähnchen die Haut nicht mitessen! Fettarme Zubereitungsarten wählen!
- Keine Innereien essen! Sie liefern viel Cholesterin.
- Öfter Seefisch auf den Tisch bringen. Er liefert wertvolle Omega-3-Fettsäuren, die die Fließfähigkeit des Blutes verbessern.
- Schalen- und Krustentiere meiden! Sie liefern viel Cholesterin.
- Pflanzenfette und Pflanzenöle (z. B. Olivenöl, Rapsöl, Sonnenblumenöl) sind zu bevorzugen.

- Bei den Milchprodukten sollten fettarme und magere Produkte regelmäßig auf den Tisch kommen. Käse nur bis maximal 45 % F. i. Tr. essen. Butter nur sparsam und ausnahmsweise verwenden oder komplett durch eine hochwertige Margarine ersetzen.
- Der Konsum von Eiern und Eigelb muss eingeschränkt werden. Eigelb liefert viel Cholesterin. Man kann beim Backen die Eimenge teilweise durch Sojamehl ersetzen.

Gesunde und ungesunde Fette: Auf die Fettsäuren kommt es an

Fette kommen in unserer Nahrung fast überall vor, in tierischen Produkten und in pflanzlichen. Doch Fett ist nicht gleich Fett! Der Grundkörper bei allen Fetten ist Glyzerin, daran gebunden sind drei Fettsäuren, die dem Gesamtmolekül erst seinen Wert geben. Entscheidend für die gesundheitliche Bedeutung einer Fettsäure ist die Kettenlänge (Anzahl der Kohlenstoff-Atome, C-Atome), die Anzahl der Doppelbindungen und schließlich auch die Position der Doppelbindungen. Hat eine Fettsäure keine Doppelbindung, spricht man von einer gesättigten Fettsäure. Diese sind für den Körper nicht lebenswichtig. Fette mit gesättigten Fettsäuren sind der Gesundheit nicht zuträglich und sollten bei erhöhtem Cholesterinspiegel gemieden werden. Fettsäuren mit einer Doppelbindung nennt man „einfach ungesättigt", mit zwei Doppelbindungen „zweifach ungesättigt", etc. Diese Fettsäuren verleihen dem Fett einen hohen Gesundheitswert und sogar einen lebensnotwendigen Status.

> **!** Bei hohem Cholesterinspiegel gesättigte Fette meiden!

Die wichtigsten Fettsäuren und ihr Vorkommen in der Nahrung

ART DER FETTSÄURE	KETTENLÄNGE	NAME	VORKOMMEN
gesättigt	4 C-Atome	Buttersäure	Milchfett
gesättigt	12 C-Atome	Laurinsäure	Milchfett, Kokosfett und Palmkernöl
gesättigt	14 C-Atome	Myristinsäure	Kokosfett und Palmkernöl
gesättigt	16 C-Atome	Palmitinsäure	zahlreiche Fette
gesättigt	18 C-Atome	Stearinsäure	vorwiegend tierische Fette
ungesättigt	18 C-Atome, 1 Doppelbindung	Ölsäure	Olivenöl, zahlreiche andere Öle
ungesättigt, Omega-3-Fettsäure	18 C-Atome, 3 Doppelbindungen	Linolensäure	Leinöl, kleine Mengen in anderen Pflanzenölen
ungesättigt, Omega-3-Fettsäure	20 C-Atome, 5 Doppelbindungen	Eicosapentaensäure	Fischöle
ungesättigt, Omega-3-Fettsäure	22 C-Atome, 6 Doppelbindungen	Docosahexaensäure (DHA)	Fischöle
ungesättigt, Omega-6-Fettsäure	18 C-Atome, 2 Doppelbindungen	Linolsäure (wichtigste Fettsäure, essenziell)	Pflanzenöle

Quelle: Günter Richter, Lehrbuch der Diätküche, Matthes Verlag

Gesunde und diätetisch wertvolle Fette enthalten die lebenswichtigen ungesättigten Fettsäuren (Ölsäure, Linolsäure, Linolensäure), auch als Omega-Fettsäuren bezeichnet. Sie sind „ungesättigt", weil sie mindestens eine Doppelbindung aufweisen. Bei den Omega-3-Fettsäuren befindet sich die erste Doppelbindung an dritter Stelle vom Kettenende gezählt, bei den Omega-6-Fettsäuren an sechster Stelle. Die Position der ersten Doppelbindung, die Anzahl der Doppelbindungen insgesamt sowie die Kettenlänge (Anzahl der C-Atome) sind wichtig für den Stoffwechsel und die Funktion der jeweiligen Fettsäure. Eine besondere Bedeutung kommt außerdem dem Verhältnis von einfach zu mehrfach ungesättigten Fettsäuren zu. Omega-3- und Omega-6-Fettsäuren schützen nachweislich Herz und Gefäße.

Die wichtigste Omega-3-Fettsäure ist die Eicosapentaensäure, die in großer Menge in Makrelen und in anderen Kaltwasserfischen wie Lachs, Thunfisch und Hering vorkommt. Omega-3-Fettsäuren entstehen im Fettgewebe der Fische aufgrund des kalten Lebensraumes. Normale pflanzliche Fette und Öle dagegen enthalten wenig Omega-3-Fettsäuren, dagegen eher größere Mengen Omega-6-Fettsäuren wie Linolsäure. Eicosapentaensäure wirkt senkend auf den Gesamtblutfettspiegel, auf den Cholesterinspiegel sowie auf den Blutdruck und verbessert die Fließeigenschaft des Blutes. Der Effekt beruht auf einer Hemmung der „ungünstigen" Blutfettkomponenten VLDL und LDL (sehr große und große Fett-Eiweiß-Partikel im Blut, die viel Cholesterin transportieren und es an den Gefäßwänden ablagern) und einer Verminderung der Blutplättchenverklumpung (Blutplättchenaggregation). Verglichen mit der essentiellen Linol- und der Linolensäure ist Eicosapentaensäure bei diesen Vorgängen wesentlich wirkungsvoller und wird deshalb zur Vorbeugung gegen Herz-Kreislauf-Erkrankungen, insbesondere gegen Arterienverkalkung, Schlaganfall und Herzinfarkt zusätzlich empfohlen. Sogar in Pillenform, nämlich als Fischöl-Kapseln, ist diese Fettsäure in Apo-

> **!** Omega-3- und Omega-6-Fettsäuren schützen nachweislich Herz und Gefäße.

> **!** Die wichtigste Omega-3-Fettsäure ist die Eicosapentaensäure.

theken erhältlich, sie sollte aber nicht ohne ärztliche Rücksprache und Kontrolle eingenommen werden.

In Schweden gelang es, Raps zu züchten, der aufgrund des nordisch-maritimen Klimas Samenkörner bildet, die auch reich an Omega-3-Fettsäuren sind und damit ein insgesamt günstiges, ausgewogenes Fettsäuremuster aufweisen. Verwendet wird nur die erste Pressung. Das Verhältnis von Omega-6-Fettsäuren zu Omega-3-Fettsäuren beträgt 2 : 1, der Gehalt an Omega-3-Fettsäuren ist mit 12 g pro 100 g Öl besonders hoch. Damit eignet es sich in idealer Weise für die Prophylaxe sowie für die Behandlung von Herz-Kreislauf-Erkrankungen und für die cholesterin- sowie fettkontrollierte Kost. Der zweite Pluspunkt dieses Produkts, das unter dem Namen „Albaöl" vertrieben wird, ist sein feiner Buttergeschmack, der dem Öl über Aromastoffe zugesetzt wird (das „Öl" ist daher genau genommen eine Rapsölzubereitung, auch Lecithin ist dem Öl zugesetzt). Albaöl ist demnach nicht nur gesundheitlich wertvoll, sondern auch kulinarisch eine Bereicherung für jede Küche. Seine dünnflüssige Konsistenz garantiert sparsames Verwenden, es lässt sich per Pumpzerstäuber aufsprühen oder ganz dünn mit dem Pinsel verstreichen, es ist ergiebig, hoch erhitzbar (Rauchpunkt 220 °C) und etwa ein Jahr haltbar. Ob zum Braten, Dünsten, zum Backen oder für Salatdressings und Desserts, dieses Öl hilft auf gesunde und einfache Weise Fett zu sparen, ohne dass dabei der Geschmack der Speisen zu kurz kommt. Auch wird die Verarbeitung von Teigen wie Hefeteig durch den Zusatz von etwas Rapsöl leichter, der Teig wird geschmeidiger, das Gebäck bekommt mehr Volumen und eine appetitliche Farbe.

Fazit: Für Menschen, die den Geschmack von Butter lieben, aus gesundheitlichen Gründen aber auf Rapsöl ausweichen möchten, ist Albaöl eine gute Alternative.

> **!** Albaöl hilft auf gesunde und einfache Weise Fett zu sparen.

Vollwertige Ernährung ohne Fertigprodukte und konzentrierte Nahrungsmittel

Den Cholesterinspiegel durch eine ausgewogene, ballaststoffreiche und natürliche Ernährung zu senken – das ist möglich. Allerdings bedeutet es einen großen Schritt für eine seit Jahrzehnten ungesunde, eingefahrene Ernährungsweise. Aber wie sieht eine lebenslange Dauerernährung bei erhöhtem Cholesterinspiegel aus? Unser Nahrungsmittelangebot ist überfrachtet mit vorgefertigten Produkten und konzentrierten Lebensmitteln mit hoher Nährstoffdichte. Dabei geht es um den Gehalt an Zucker, Weißmehl, tierischem Fett und Eiweiß. Es ist deshalb völlig falsch, alles beim Alten zu belassen und zu behaupten, hohe Cholesterinspiegel nur mit Medikamenten senken zu können. Die genetischen Faktoren und die Ernährung spielen die entscheidende Rolle. Viele Menschen haben schon immer erhöhte Cholesterinwerte, sie leben dabei gesund, essen wenig Fett, haben kein Übergewicht, keine Probleme mit irgendwelchen Krankheitsanzeichen wie hohem Blutdruck. Sogar Vegetarier können aufgrund einer familiären Veranlagung erhöhte Cholesterinwerte aufweisen. Es ist ein Ernährungscheck erforderlich, um herauszufinden, wo man ansetzen muss, um die Blutfettwerte zu verbessern und trotzdem genussvoll essen und trinken zu dürfen. Erst wenn eine Ernährungsumstellung nicht ausreicht oder aufgrund einer ohnehin gesunden Lebensweise gar nicht erforderlich ist, sind cholesterinsenkende Mittel als Dauertherapie unumgänglich.

Während wir die körpereigene (endogene) Cholesterinproduktion nur sehr bedingt beeinflussen können, lässt sich die Cholesterinaufnahme von außen gut steuern. Das betrifft nicht nur die Zufuhr von Fett und cholesterinhaltigen Produkten, sondern die Ernährung insgesamt. Es ist deshalb äußerst wichtig, über die Nahrungsauswahl, die Zubereitungsarten der Speisen und nicht zuletzt über die Bewegung den Fettstoffwechsel ins Lot zu bringen und so auch den Cholesterinspiegel dauerhaft in

!

Der Cholesterinspiegel lässt sich mit der richtigen Ernährung senken.

Schach zu halten. Von einer „herzgesunden" Kost und mehr Bewegung profitiert der gesamte Körper.

Extra: Warum Ballaststoffe den Cholesterinspiegel senken

Wenn zu viel LDL-Cholesterin im Blut kursiert, muss man es mit geeigneten „Polizisten" einfangen, unschädlich machen und aus dem Körper befördern. Zuständig dafür ist die Truppe der Ballaststoffe, die man in unlösliche und lösliche einteilt. Als „Sondereinheit" gelten die löslichen Ballaststoffe. Sie sind prädestiniert für die Aufgabe, Gallensäuren an sich zu binden und dadurch den Cholesterinspiegel zu senken.

Ballaststoffe sind unverdauliche Kohlenhydrate, auch Faserstoffe oder Rohfasern genannt. Sie sind keineswegs „Ballast", sondern ungeheuer wichtig für den Körper, weil sie für eine normale Darmtätigkeit sorgen. Ballaststoffe quellen im Darm auf, füllen ihn, vermischen sich mit dem Nahrungsbrei, regen die natürliche Vorwärtsbewegung (Peristaltik) des Darmmuskels an und transportieren den Darminhalt durch den gesamten Darmtrakt. Das geht umso zügiger, je mehr Flüssigkeit und je mehr Ballaststoffe die Nahrung enthält. Man kann durch eine ballaststoffreiche Ernährung den Darm an einen regelmäßigen Stuhlgang gewöhnen, was unser Wohlbefinden zweifellos deutlich steigert. Eine ballaststoffreiche Kost hat aber noch weitere Vorteile:

- Der Sättigungswert der Speisen wird erhöht. Man muss mehr kauen, wird dadurch schneller satt, isst automatisch weniger, spart Kalorien und nimmt dauerhaft ab.
- Ballaststoffe vermindern durch die schnellere Darmpassage des Nahrungsbreis die Ausnutzung der Nährstoffe – auch so wird Energie gespart.
- Die löslichen Ballaststoffe binden im Darm Gallensäuren, die zur Fettverdauung benötigt werden. Aus LDL-Cholesterin müssen dann neue Gallensäuren produziert werden. Der Cholesterinspiegel sinkt.

Hafer ist herzgesund und vielseitig in der Küche

Für eine cholesterinbewusste Ernährung ist Hafer hervorragend geeignet. Haferflocken und Haferkleie sowie weitere Produkte aus dem vollen Haferkorn vereinen wichtige Eigenschaften, die wir uns bei erhöhtem Cholesterinspiegel zunutze machen sollten. Hafer ist zwar das fettreichste Getreide, sein Fett enthält jedoch 70 % ungesättigte Fettsäuren und allein 40 % Linolsäure. Hafer ist zudem ein guter Eiweißlieferant, das volle Korn ist vitamin- sowie mineralstoffreich und sehr gut bekömmlich. Haferkleie enthält 30 % Ballaststoffe, davon ist etwa die Hälfte wasserlöslich. Es sind überwiegend Schleimstoffe (Beta-Glucane, Lichenine). Sie binden Gallensäuren, erhöhen die Gallensäureneuproduktion aus endogenem Cholesterin und senken somit den LDL-Cholesterinspiegel. Auch der Apfel liefert lösliche Ballaststoffe: Das in der Schale enthaltende Pektin kann auf dem gleichen Weg ebenfalls zur Senkung des Cholesterinspiegels beitragen.

> **!**
> Hafer ist perfekt für eine cholesterinbewusste Ernährung.

Extra: Sich regen bringt Segen!

Bewegungsmangel leistet erhöhten Cholesterinwerten Vorschub – umgekehrt hilft regelmäßige Bewegung, den Cholesterinspiegel zu senken. Die Kombination von sportlicher Betätigung und einer cholesterinbewussten Ernährung sollte der erste Schritt zu einer neuen Gesundheit sein. Ideal sind Ausdauersportarten wie Nordic Walking, Joggen, Tanzen, Radfahren, Wandern und Schwimmen. Vermeiden Sie starke Belastungen, gehen Sie alles langsam an und steigern Sie Ihr Pensum ganz allmählich. Fragen Sie auf jeden Fall zunächst Ihren Arzt. Er kann Ihnen den Ihren Werten (Blutdruck, Herzfrequenz) entsprechenden Sport empfehlen. Am besten ist Bewegung an der frischen Luft, idealerweise in der Gruppe oder zumindest mit einem Partner. Achten Sie auf die passende Sportbekleidung und gutes Schuhwerk und machen Sie zwischendurch eine Verschnaufpause. Getränke beim Sport nicht vergessen!

> **Extra: Knoblauch & Co. – bei Zwiebelgewächsen freut sich das Herz!**
>
> Der eine mag ihn, der andere kann ihn nicht ausstehen – dabei ist Knoblauch doch so gesund für Herz und Kreislauf! Knoblauch wirkt der Verklumpung (Aggregation) von Blutplättchen entgegen und hält das Blut flüssig. Aufgrund der besseren Fließeigenschaft des Blutes hat Cholesterin weniger Chancen, sich an den Gefäßwänden anzuheften. Zugegeben, der Geruch kann stören. Aber man kann dem gut entgegenwirken, indem man nur wenig Knoblauch verwendet, dazu immer reichlich frische Petersilie nimmt oder Petersilienstängel kaut. Wer Knoblauch als würzende Zutat gar nicht mag, kann auf Knoblauchpräparate aus der Apotheke zurückgreifen. Bärlauch ist ein guter, natürlicher Ersatz für Knoblauch. Er hinterlässt nicht den unangenehmen Mund- und Körpergeruch, hat aber dieselben positiven Wirkungen auf den Blutfettspiegel wie Knoblauch. Knoblauch gehört wie Bärlauch und Zwiebel zu den Zwiebelgewächsen. Alle haben einen positiven Effekt auf den Blutfettspiegel, wirken der Blutplättchenaggregation entgegen und fördern die Durchblutung. Der Wirkstoff ist bei allen das Lauchöl mit schwefelhaltigen Verbindungen. Die wertvollen Zwiebelgewächse gibt es auch als Frischpflanzensaft in der Apotheke. Allen gemeinsam ist die herzgesunde Wirkung. Bärlauchsaft hinterlässt keinen Knoblauchgeruch, Knoblauchsaft hat den höchsten Wirkstoffgehalt, und Zwiebelsaft schmeckt leicht süßlich. Knoblauch und Zwiebel wirken zusätzlich antibakteriell, Knoblauch hilft sogar gegen Pilze (antimykotisch), dafür wird der Zwiebelsaft auch erfolgreich als schleimlösendes Mittel bei Husten eingesetzt.

Die Konsequenzen für die Ernährung auf einen Blick

- Bei Übergewicht Normalgewicht anstreben.
- Fettzufuhr auf 30 %, besser 25 % der Energiezufuhr reduzieren.
- Tierische Fette meiden (Schmalz, Butter, Butterschmalz, Eigelb).

- Gehärtete Fette meiden (Plattenfett, Fritierfett).
- Pflanzliche Fette und Öle mit ungesättigten Fettsäuren bevorzugen, auch Nüsse, Kerne und Samen. Als Aufstrichfett hochwertige Pflanzenmargarine, evtl. halbfett, verwenden.
- Cholesterinzufuhr max. 300 mg/Tag, besser weniger.
- Eiweißzufuhr durch Seefisch decken, wenig mageres Fleisch und magere Wurst, keine Innereien, wenig Eier, dafür fettarme Milchprodukte und Hülsenfrüchte.
- Kohlenhydrate sollten etwa 55 % der Energiezufuhr einnehmen, wenig Zucker, überwiegend komplexe Kohlenhydrate verwenden.
- Ballaststoffzufuhr etwa 35 g/Tag, davon überwiegend lösliche Ballaststoffe. Bei Getreideprodukten „Vollkorn" wählen.
- Vitamine und Mineralstoffe: reichlich Obst, Gemüse, Salat, Kräuter.
- Getränke: täglich mindestens zwei Liter kalorienarme Flüssigkeit.
- Alkohol: nur nach Rücksprache mit dem Arzt! Wenn, dann nur in kleinen Mengen und nur zu den Mahlzeiten. Spirituosen sind tabu!

Bei der Ernährung kommt es stets auf die Verzehrmenge und die Art der Zubereitung der Mahlzeiten an. Auch spielt es eine Rolle, ob Sie für sich selber und Ihren Partner kochen oder für eine ganze Familie. In vielen Fällen ist es unvermeidlich, sich dem Geschmack der Familie anzupassen und dann doch mal Eier, Butter oder Sahne zu verwenden. Das ist auch nicht dramatisch, wenn es kleine Mengen sind und nicht jeden Tag vorkommt. Sie können das mit anderen Mahlzeiten leicht ausgleichen. In diesem Buch finden Sie viele Rezepte, die Sie leicht kombinieren können, um das Cholesterinlimit nicht zu überschreiten.

> **!** Bei der Ernährung kommt es auf die Menge und die Art der Zubereitung der Mahlzeiten an.

> **!** Bei erhöhten Blutfettwerten muss bei der Lebensweise angesetzt werden.

Gut essen, trotzdem Blutfettwerte senken! Darauf sollten Sie achten

Wer erhöhte Blutfettwerte aufweist, muss zunächst dort ansetzen, wo er selbst etwas beeinflussen kann – und das ist die Lebensweise. Die Ernährung ist ein großer Teil davon. Es geht dabei um die richtige Lebensmittelauswahl, die richtige Zubereitung sowie um die Einhaltung der empfohlenen Werte für Energie, Fett, Cholesterin und Ballaststoffe. Sie werden das mit Hilfe dieses Buches recht schnell in den Griff bekommen, sodass Sie ein Gefühl und eine gewisse Routine dafür entwickeln, was Ihnen schmeckt und gut tut.

Kaufen Sie Lebensmittel bewusster ein, schreiben Sie einen Einkaufszettel, lesen Sie in Ruhe die Zutatenlisten der Lebensmittel durch und achten Sie vor allem auf den Fettgehalt sowie auf die Art der Fette und Öle. Vergleichen Sie auch Produkte verschiedener Marken miteinander, das Teuerste ist nicht immer das Beste! Kaufen Sie auch saisonbezogen ein und nutzen Sie die Frische von Obst, Gemüse, Salat und Kräutern. Kaufen Sie diese nur in den Mengen, die Sie in Kürze verbrauchen.

> **!** Nehmen Sie sich die Zeit, die richtigen Lebensmittel einzukaufen.

Fette und Öle

Fette sind unsere energiereichsten Nährstoffe. Ein Gramm liefert 9,3 kcal (39,9 kJ). Pro Tag sollte man nicht mehr als 30 % der Tageskalorien in Form von Fett zu sich nehmen. Dabei ist zu bedenken, dass etwa die Hälfte des verzehrten Fettes „unsichtbar" ist und in Wurst, Käse, Torten und Fertigprodukten versteckt ist. Fette und Öle mit ungesättigten Fettsäuren sind zu bevorzugen. Dazu zählen hochwertige Pflanzenmargarinen, auch halbfette Sorten, sowie Diätmargarinen, Pflanzenöle (z. B. Raps-, Sonnenblumen-, Maiskeim-, Oliven- Walnuss- und Kürbiskernöl) und spezielle Pflanzencremes. Butter nur sparsam und ausnahmsweise verwenden! Gleiches gilt für Halbfettbutter. Schweineschmalz,

Gänseschmalz, Griebenschmalz und Rindertalg ist tabu, auch gehärtete Fette (Plattenfette, Fritierfette) sind zu meiden.

Fett sparen, richtig garen!
Beschichtete Pfannen und gute Töpfe mit Deckel helfen beim Fettsparen. Fleisch und Gemüse wird darin schonend und nahezu ohne Fettzugabe gegart, quasi im eigenen Saft. Wer eine schöne Kruste beim Fleisch möchte, gibt es in einen Bräter oder in die Bratreine, schiebt es in den Backofen und bestreicht die Oberfläche nur leicht mit Öl, damit sie nicht austrocknet. Zwischendurch etwas Bratensaft auf das Fleisch streichen. Grillen ist die beste Methode, Fleisch und Fisch fettarm zu braten. Allerdings sollte das Grillgut selbst nicht zu fett sein. Grillen Sie es in Grillschalen oder in Alufolie.

> **!**
> Fette dürfen maximal 30 % der Tageskalorien ausmachen.

Extra: Spezielle Margarine zur Cholesterinsenkung?

Angesichts der Häufigkeit von Herz-Kreislauf-Krankheiten, erhöhten Blutfettspiegeln und hohem Blutdruck verwundert es nicht, dass ein eigenes Marktsegment für geeignete Lebensmittel gegen die Cholesterinproblematik entstanden ist. Diät-Margarinen stehen dabei an erster Stelle. Es sind pflanzliche Fette, die wertvolle Fettsäuren (Omega-3- und Omega-6-Fettsäuren) enthalten und die es auch in der Halbfett-Variante gibt. Außerdem werden Margarinen mit einem extra Anteil an Phytosterinen (Pflanzensterinen) angeboten. Pflanzliche Sterine konkurrieren mit dem Cholesterin aus tierischen Produkten, sie verdrängen es und sollen nach Herstellerangaben so die Aufnahme von Cholesterin in die Blutbahn hemmen bzw. behindern und somit aktiv den Cholesterinspiegel senken. Verbraucherorganisationen fordern jedoch, mit Phytosterinen angereicherte Margarine sowie andere „cholesterinsenkende" Lebensmittel müssten apothekenpflichtig werden, da etwa Studien an Mäusen Nebenwirkungen gezeigt hätten, z. B. eine Zunahme von Ablagerungen in den Blutgefäßen, Störungen der Gefäßfunktion sowie die Begünstigung von Arteriosklerose. ▶▶

> ❗ Margarinen, die den Cholesterinspiegel aktiv senken, sind umstritten.

Fest steht jedenfalls, dass derartige Aufstrichmargarinen in Krankenhäusern nach wie vor erfolgreich eingesetzt werden. Dort ist ihr Einsatz kontrollierbar und für den Patienten dosisgerecht zugeschnitten. Zu Hause allerdings besteht die Möglichkeit, zu viel davon zu konsumieren, was den erwünschten Effekt umkehren kann.
Die Margarine mit Pflanzensterinen sollte also nur bei erhöhten Cholesterinwerten verwendet werden, und zwar nach Rücksprache mit dem Arzt.

Fleisch und Wurst

Wählen Sie mageres Fleisch, ohne Fettrand, ohne Schwarte. Geeignet sind Rind, Schwein, Pute, Huhn (ohne Haut), Wild und Wildgeflügel. Innereien sind wahre Cholesterinbomben und unbedingt zu meiden. Hirn beispielsweise enthält pro 100 Gramm 2000 mg Cholesterin, Kalbsleber 360 mg, Schweinenieren 385 mg Cholesterin. Bei den Wurstsorten sind Bierschinken, Schinkenaspik, gekochter und roher Schinken (ohne Fettrand) geeignet. Fettreich sind Streichwurstsorten (Teewurst, Leberwurst), Blutwurst und Salami. Einige gibt es auch fettreduziert im Handel. Der Wurstbelag sollte dünn sein, auch sollte Wurst nicht täglich oder gar mehrmals täglich auf den Tisch kommen, vor allem nicht, wenn es zudem noch Fleisch gibt. Halten Sie die Portionen klein. Eine Fleischportion sollte nicht mehr als 100 g wiegen. Lassen Sie die Wurst beim Metzger dünn schneiden, so können Sie das Brot auch dünn belegen. Ein Aufstrichfett muss nicht sein. Besser ist ein bisschen Senf oder ganz wenig Meerrettich, Salatblatt, Gurke, Tomate, Radieschen etc. Vorverpackte Wurst ist meist relativ dick geschnitten.

> ❗ Lassen Sie sich Aufschnitt beim Metzger dünn aufschneiden.

Fisch und Fischprodukte, Meeresfrüchte

Im Gegensatz zu Fleisch dürfen Sie bei Fisch stärker zugreifen, sofern es sich um Seefisch mit hohem Gehalt an Omega-3-Fettsäuren handelt. Diese verbessern die Fließfähigkeit des Blutes, verhindern die Blutplättchenverklumpung und die Ablagerungen von Cholesterin in den Gefäßen. Geeignet sind beispielsweise Makrele, Lachs, Hering oder Thunfisch. Weniger Fett enthalten Rotbarsch, Scholle, Kabeljau und Forelle. Zweimal pro Woche eine Portion Seefisch (200 g) deckt auch den Bedarf an Jod – auch Fischkonserven (Heringsfilets in der Dose, Thunfisch naturell und in Öl, Hering in Gelee, Bismarckhering, Matjes) sind geeignet. Meeresfrüchte (Austern, Krabben, Hummer, Muscheln, Tintenfisch etc.) sind nicht empfehlenswert (Cholesteringehalt 100 bis 300 mg/100 g).

> Zweimal pro Woche eine Portion Seefisch deckt auch den Bedarf an Jod.

Milch, Sauermilchprodukte und Käse

Vollmilch enthält 3,5 bzw. 3,8 % Fett, fettarme nur 1,5 bzw. 1,8 %. Geschmacklich besteht heute kaum ein Unterschied, sodass man durchaus leicht auf die fettarme Variante umsteigen kann. Magermilch enthält zwar nur 0,3 % Fett, kann aber geschmacklich nicht punkten. Zum Trinken ist sie weniger geeignet, es sei denn, man mixt sie mit Früchten. Zum Kochen und Backen kann sie verwendet werden. Sahne, Kaffeesahne, Crème fraîche, Crème double und Sauerrahm sind zu meiden. Bei Sauermilchprodukten (Buttermilch, Joghurt, Kefir) steht Ihnen eine Riesenauswahl zur Verfügung. Wählen Sie auch hier fettarme Sorten, bei Fruchtjoghurt ist man sogar mit den ganz mageren (0,1 % Fett) gut bedient. Auch Molke enthält kaum Fett. Frischkäse und Quark bitte ebenfalls nur in der fettarmen bzw. Magerstufe verwenden. Käse (Schnittkäse, Weichkäse, Hartkäse) nur bis zu einem Fettgehalt von 45 % in der Trockenmasse (% F. i. Tr.) verzehren, wobei es darauf ankommt, wie Sie ihn verwenden. Zum Überbacken ist Käse mit weniger Fett nicht geeignet, er wird trocken und schmilzt schlecht. Hierfür darf man durchaus Sorten mit 45 % Fett nehmen. Raspeln Sie den Käse und streuen Sie ihn dünn auf das Gratin, die Pizza oder den Toast.

> Wählen Sie stets fettarme Milchprodukte.

> **Geeignete Käsesorten**
> - Harzer, Mainzer Handkäse, Korbkäse Olmützer Quargel (unter 10 % F. i. Tr.)
> - Schmelzkäse (20–30 % F. i. Tr.)
> - Kochkäse (20 % F. i. Tr.)
> - Romadur, Limburger, Weinkäse (20 % F. i. Tr.)
> - Edamer (30–40 % F. i. Tr.)
> - Butterkäse (30–40 % F. i. Tr.)
> - Camembert (30–40 % F. i. Tr.)
> - Feta, Schafkäse (40 % F. i. Tr.)
> - Mozzarella (45 % F. i. Tr.)
> - Gouda (45 % F. i. Tr.)
> - Allgäuer Hartkäse (30–45 % F. i. Tr.)
> - Parmesan (32 % F. i. Tr.)
> - anderer Reibekäse (45 % F. i. Tr.)

Eier und Eiprodukte

Eier sind reich an Cholesterin, wobei dieses nur im Eigelb steckt. Ein mittelgroßes Ei (M, 62 g) enthält 7 g Fett und 344 mg Cholesterin. Pro Woche sollten Sie nicht mehr als zwei Eier bzw. Eidotter essen. Das Eiklar ist fett- und cholesterinfrei. Logischerweise ist Trockenhühnerei tabu, es enthält pro 100 g über 2000 mg (2 g!) Cholesterin. Wer gerne bäckt, verwendet natürlich meistens Eier. Viele Rezepte unserer Großmütter sind, was die Fett-, Ei- und Zuckerzugabe anbelangt, sehr üppig ausgelegt. Diese Mengen lassen sich problemlos reduzieren (z. B. statt vier Eiern nur drei). Außerdem kann man mit Sojamehl einen Teil der Eier ersetzen. Beachten Sie beim Einkauf bitte, dass Eier in vielen Lebensmitteln versteckt sind. Bevorzugen Sie italienische Nudeln, sie sind in der Regel eifrei.

Mayonnaise wird aus Eigelb und Öl hergestellt. Delikatess-Mayonnaise enthält 80 % Pflanzenöl und pro 100 Gramm 752 kcal, 82 g Fett und 142 mg Cholesterin, das vom Eigelb her-

! Zwei Eier pro Woche sind in der Regel unbedenklich.

rührt. Salatmayonnaise (50 % Pflanzenöl) liefert pro 100 Gramm 500 kcal, 51 g Fett und 52 mg Cholesterin. Wenn Sie unbedingt Mayonnaise benötigen, dann nehmen Sie die leichtere Variante und strecken Sie sie mit Magerquark. Runden Sie sie mit etwas Senf und Gewürzen ab.

Getreideprodukte und Kartoffeln

Diese Kohlenhydratlieferanten bestreiten den Hauptanteil in unserer Ernährung. Vollkorngetreide nimmt als Ballaststoffquelle eine besondere Stellung bei der Senkung der Blutlipide ein. Deshalb sollten Vollkornprodukte bevorzugt werden: Vollkornbrot, Vollkornnudeln (eifrei), Vollkornreis (Naturreis) und selbstverständlich auch die ganzen Körner (Weizen, Dinkel, Grünkern, Hirse etc.) und Flocken sowie die cholesterinsenkende Haferkleie. Getreideprodukte harmonieren mit allen anderen Lebensmitteln. Sie gehören täglich auf den Tisch, als Brot, Müsli, Teigwaren, Beilagen oder Hauptgerichte. Auch Kartoffeln sind in ihrem Gesundheitswert und der Vielseitigkeit nicht zu schlagen. Sie sind das diätetische Gemüse schlechthin, denn sie sind sehr fettarm, eiweißreich, mineralstoffreich, gut bekömmlich und haben einen hohen Sättigungswert. Kartoffelgerichte werden oft mit viel Fett zubereitet (Pommes frites, Bratkartoffeln, Béchamelkartoffeln, Kroketten, Chips). Diese sind bei erhöhten Cholesterinwerten zu meiden. Besser für die Herzgesundheit sind Pellkartoffeln, Salzkartoffeln, Kartoffelpüree, Kartoffelgratin, Kartoffelsuppe und -eintopf, Ofenkartoffeln, Kartoffelsalat, Folienkartoffeln etc.

> **!** Getreideprodukte sollten täglich auf den Tisch kommen.

Obst, Gemüse und Hülsenfrüchte

Fünf am Tag – so lautet die erste Empfehlung der Deutschen Gesellschaft für Ernährung (DGE). Das heißt, fünfmal pro Tag Obst und Gemüse in irgendeiner Form zu essen: roh, gekocht oder als Saft. Es kann mit Obstmüsli und Fruchtsaft schon am Morgen

> **!** Eine Portion entspricht in etwa einer faustgroßen Menge.

beginnen. Zwischendurch frisches Obst oder eine Karotte zum Knabbern, mittags frischer Salat oder ein Gemüse als Beilage, Gemüsesuppe, Gemüseeintopf oder ein sättigender Eintopf mit Hülsenfrüchten (Erbsen, Bohnen, Linsen). Nachmittags etwas Fruchtiges oder ein Smoothie, abends ein Gemüsegratin oder ein Salat mit frischen Sprossen.

Die zweite Empfehlung ist die Ampel-Regel: Jeden Tag etwas Rotes, Gelbes und Grünes essen: Paprikaschoten, Tomaten, Radieschen, Karotten, Maiskörner, Gurke, Zucchini, Blattsalate, Brokkoli und andere Kohlarten. So stimmt die Bilanz für Kalorien, Fett, Cholesterin, Ballaststoffe, Mineralstoffe und Vitamine.

Süßes

An Süßspeisen können viele nicht vorbeigehen. Das sollen auch Sie nicht, denn wir wollen ja für jeden Geschmack etwas bieten und keinen Ess-Frust aufkommen lassen! Fruchtige Quark- und Joghurtspeisen bieten eine große Vielfalt, auch Pudding ist erlaubt, selbstverständlich auch süße Aufläufe wie Semmelschmarrn, Kirschenmichel oder Arme Ritter sowie Zwetschgenknödel, Rohrnudeln und Apfelstrudel. Behalten Sie die Eimenge im Auge und verwenden Sie die richtigen Fette. Sie dürfen sich also durchaus hin und wieder ein süßes Hauptgericht gönnen, wenn Sie die Kalorien und Fettmengen sowie den Cholesteringehalt mit den anderen Mahlzeiten des Tages ausgleichen. Im Sommer sind fruchtige Kaltschalen aus Buttermilch, Kefir und Joghurt willkommene und gesunde Erfrischungen. Sie lassen sich ganz schnell zubereiten, sind leicht und fettarm.

> **!** Wichtig: Nicht zu viele Eier und das richtige Fett verwenden.

Getränke

Das beste Getränk ist Wasser (Mineralwasser mit, ohne oder mit wenig Kohlensäure), gefolgt von Teegetränken und Fruchtschorlen. Obst- und Gemüsesäfte sind auch erlaubt, beachten Sie aber bei Fruchtsäften den Kaloriengehalt, der auf den Gehalt an natürlichem Zucker zurückzuführen ist. Bei Gemüsesäften ist der Kochsalzgehalt zu bedenken. Kaffee ist in Maßen gestattet. Trinken Sie pro Tag mindestens zwei Liter kalorienarme Flüssigkeit. Alkoholische Getränke bitte nur nach Rücksprache mit dem Arzt trinken. Bei Bier sollten Sie auf alkoholfreie Sorten ausweichen. Weintrinker sollten Rotwein gegenüber Weißwein bevorzugen, denn die darin enthaltenen Antioxidantien, die bei der Weinherstellung aus der Traubenbeere in den Rebensaft übergehen, sollen sich positiv auf die Herzgesundheit auswirken – sofern Rotwein nur in kleinen Mengen und nur gelegentlich zum Essen genossen wird. Spirituosen (Korn, Doppelkorn, Whisky, Weinbrand, Wodka, Liköre etc.) sind gänzlich verboten.

> **!** Alkoholfreie Biersorten sind eine gute Alternative.

Extra: Die optimale Zusammenstellung von Mahlzeiten und Tagesplänen

Die Rezepte in diesem Buch lassen sich sehr gut zu Tagesplänen oder gar Wochenplänen zusammenstellen. Wählen Sie sie so aus, dass die Einkäufe sich im Rahmen halten und angebrochene Packungen rasch aufgebraucht werden. Der Cholesteringehalt sollte 300 mg pro Tag nicht überschreiten, diese Menge liefert bereits ein einziges Hühnerei! Der Ballaststoffgehalt sollte mindestens 30 g betragen, der Energiegehalt sollte bei Übergewicht 2000 kcal nicht übersteigen. Kleine Überschreitungen können am nächsten Tag leicht wettgemacht werden. Schreiben Sie sich die Nährwerte der einzelnen Mahlzeiten untereinander auf und addieren Sie sie am Abend. Kreuzen Sie auch an, was Ihnen besonders gut geschmeckt hat und was Sie weniger mögen. Dann bringen Sie Ihre Lieblingsgerichte einfach öfter auf den Tisch.

> **!** Kombinieren Sie die Rezepte zu Tagesplänen (Vorschläge auf S. 34/35).

> **Nährstoffrelation bei täglich 2000 kcal**
> - Eiweiß: 15 % bzw. 75 g pro Tag (= 300 Eiweißkalorien)
> - Fett: max. 30 % bzw. 65 g pro Tag (= 600 Fettkalorien)
> - Kohlenhydrate: 55 % bzw. 275 g pro Tag (1100 Kohlenhydratkalorien)
> - Ballaststoffe: 30 g bis 35 g pro Tag (keine Kalorien)
> - Cholesterin: max. 300 mg pro Tag (keine Kalorien)
>
> Die Nährwertangaben in den Rezepten enthalten alle diese Werte. Trinken Sie unbedingt über den Tag verteilt mindestens zwei Liter kalorienfreie Flüssigkeit. Insgesamt nehmen Sie damit pro Tag etwa 2,5 kg Nahrung zu sich. In der genannten Relation wird man damit sehr gut satt, nimmt nicht an Gewicht zu und hält das Cholesterin in Schach. Bei Übergewicht kann man sogar langsam und dauerhaft abnehmen. Sportliche Betätigung tut das Übrige, sowohl für die Gewichtsreduktion wie auch für die Senkung des Cholesterinspiegels.

Tagespläne

Die Rezepte in diesem Buch lassen sich sehr gut zu Tagesplänen kombinieren. Achten Sie einerseits auf die Gehalte an Kilokalorien, Ballaststoffen und Cholesterin, andererseits auf die wirtschaftliche Zubereitung und die Verwendung von angebrochenen Packungen sowie auf das rasche Aufbrauchen von Frischware. Grundsätzlich können Sie das Mittagessen mit dem Abendessen tauschen. Auch die Zwischenmahlzeit ist nicht zeitgebunden. Sie können sie am Vor- oder am Nachmittag essen. Gleiches gilt für das Getränk.

Mit Kalbfleisch: 1.841 kcal, 39 g Ballaststoffe, 169 mg Cholesterin
Frühstück: Himbeer-Pistazien-Müsli
Zwischenmahlzeit: Himbeer-Smoothie
Mittagessen: Griechischer Bauernsalat, Piccata mit Paprikasauce
Getränk: Ginger-Mate-Drink
Abendessen: Italienische Paprikacreme, Gefüllte Kartoffeln mit Kräuterquark

Mit Fisch: 1.999 kcal, 36 g Ballaststoffe, 41 mg Cholesterin
Frühstück: Kerniges Hüttenfrühstück
Zwischenmahlzeit: Erdbeer-Buttermilch
Mittagessen: Grünkern-Spinatsuppe, Makrele auf Prinzessbohnen
Getränk: Iced Mint
Abendessen: Reispfanne mit Pilzen, Quarkcreme mit Pfirsich

Mit Huhn: 1.449 kcal, 35 g Ballaststoffe, 95 mg Cholesterin
Frühstück: Pumpernickel mit Kräuterquark
Zwischenmahlzeit: Knuspriger Obstsalat
Mittagessen: Feine Pilzcreme, Wok-Gemüse mit Huhn und Reis
Getränk: Grapefruit-Karotten-Mix
Abendessen: Champignons mit Kräuterfüllung

Mit Hackfleisch: 1.722 kcal, 36 g Ballaststoffe, 228 mg Cholesterin
Frühstück: Apfel-Kiwi-Müsli
Zwischenmahlzeit: Radieschenbrot
Mittagessen: Kirschenmichel
Getränk: Fitness-Karotte
Abendessen: Tomaten-Gurken-Salat, Chili con carne

Vegetarisch: 1.580 kcal, 38 g Ballaststoffe, 87 mg Cholesterin
Frühstück: Früchtemüsli
Zwischenmahlzeit: Karotten-Mix
Mittagessen: Tomatencremesuppe, Paprika-Schiffchen
Getränk: Green Passion
Abendessen: Rauke-Sprossen-Salat, Brokkoli-Blumenkohl-Gratin

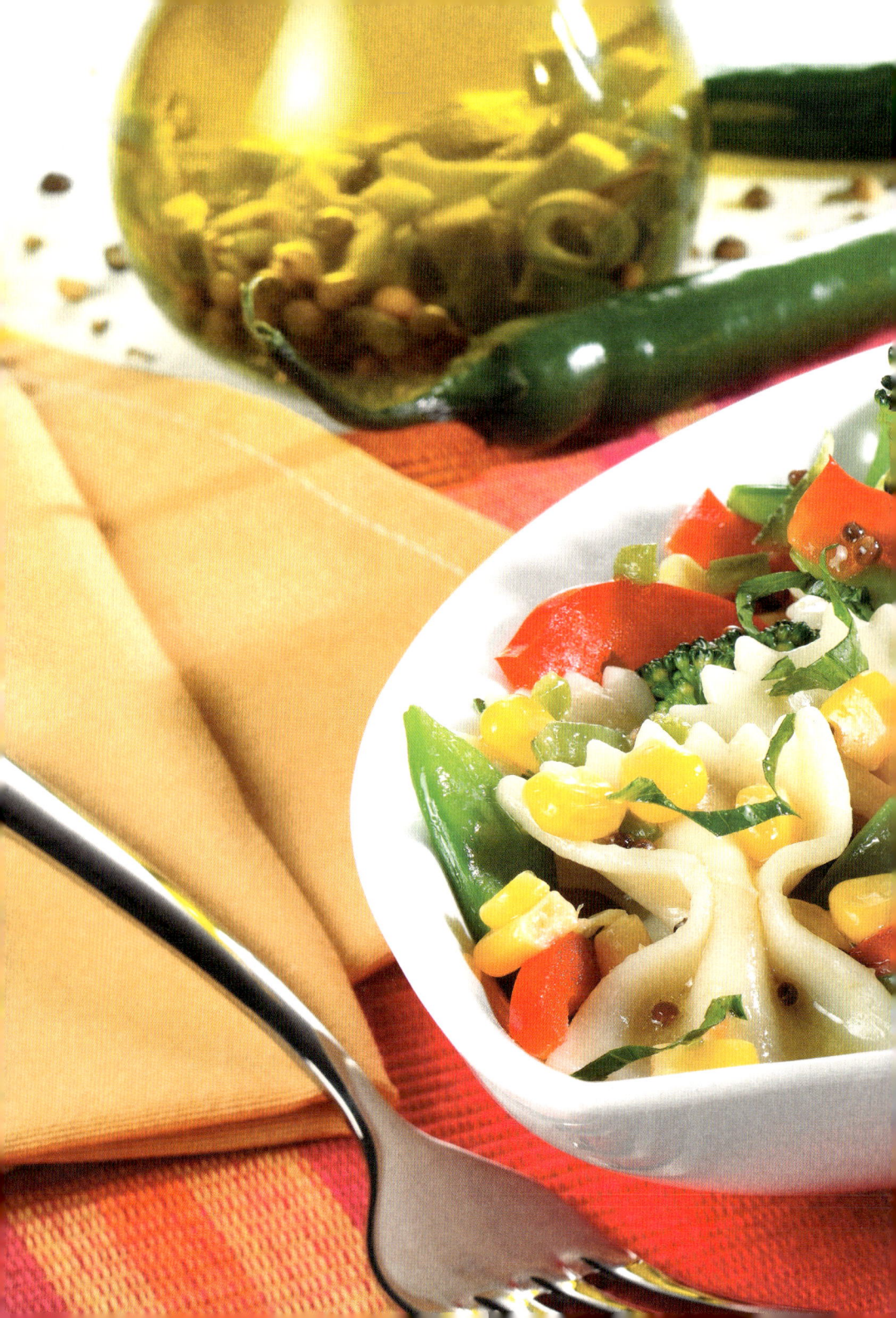

111 REZEPTE GEGEN ERHÖHTE CHOLESTERINWERTE

Inzwischen wissen Sie, dass Sie durch eine bewusste Ernährung viel gegen einen erhöhten Cholesterinwert tun können. Zum Beispiel, indem Sie den Verzehr von tierischen Fetten, Eigelb und alkoholischen Getränken verringern. Stattdessen sollten pflanzliche Fette und Fisch häufiger auf den Teller kommen. Probieren Sie es mit den folgenden Rezepten doch einfach einmal aus.

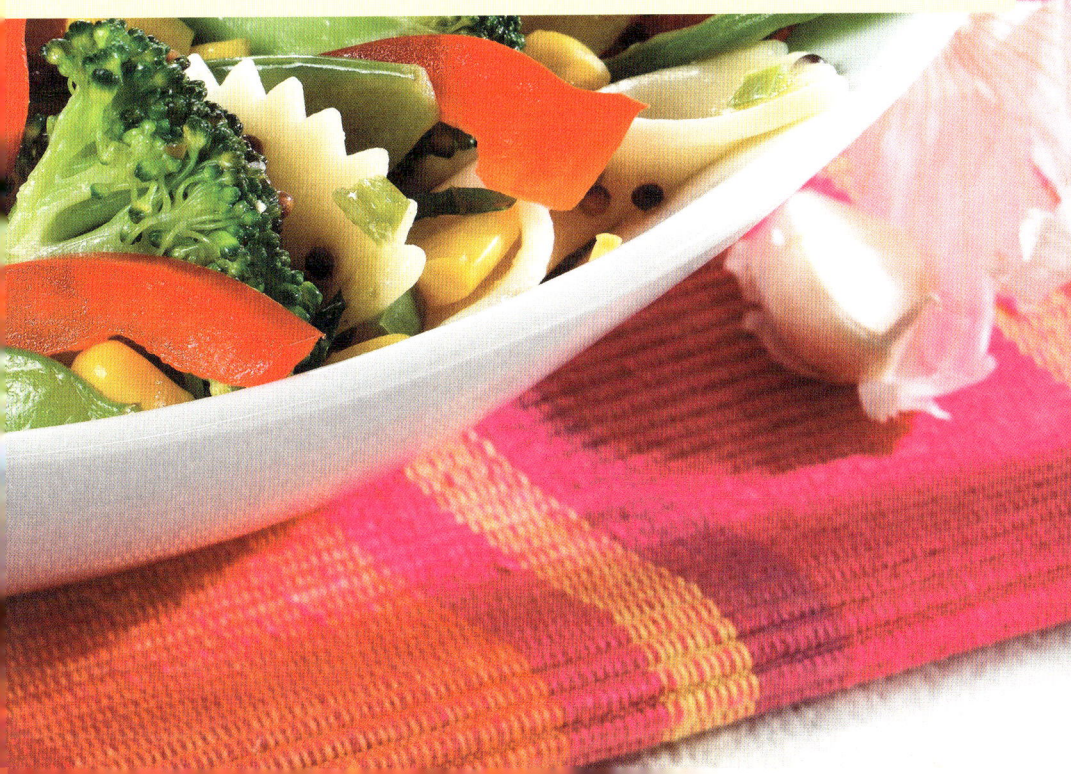

NICHT OHNE MEIN FRÜHSTÜCK!

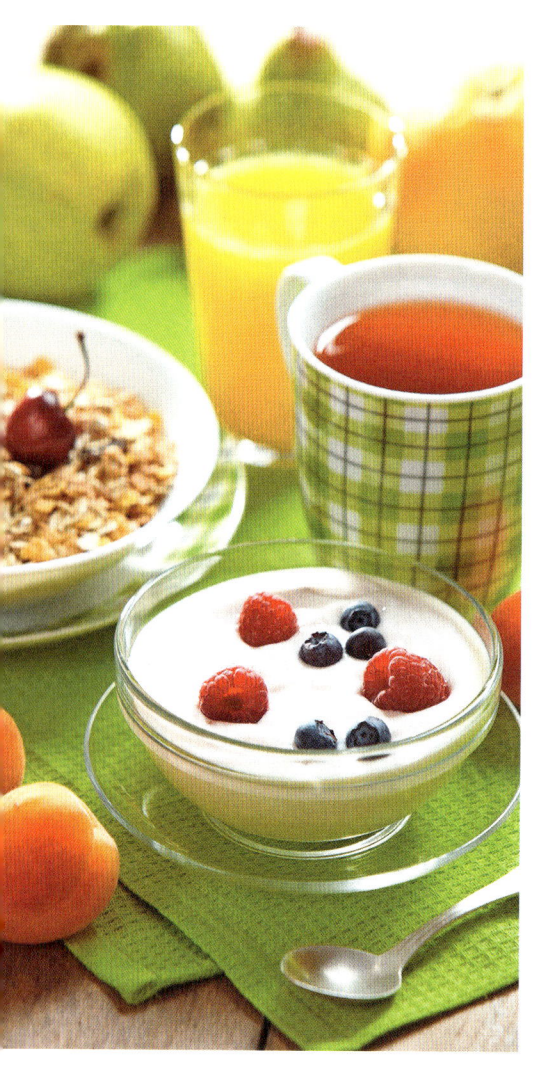

Das Frühstück gilt als das „Sprungbrett in den Tag". Das heißt, es soll ein guter Start sein und mit seinem Nährstoffgehalt sowie seinem Sättigungswert die ersten Stunden des Tages, ob in der Schule, im Beruf oder im Haushalt, überbrücken. Doch es geht nicht nur darum, die Nährstoffspeicher wieder aufzufüllen, sondern im Vordergrund steht, die Leistungsbereitschaft des Körpers anzukurbeln. Dafür sind Kohlenhydrate das Nonplusultra. Getreideprodukte wie Brot und Müsli sind ideal, dazu die Eiweißträger Milch, Frischkäse, Joghurt oder aber Käse und Schinken. Frische Früchte sorgen für Vitamine, Säfte sowie Tee für ausreichend Flüssigkeit. Vielfalt ist angesagt, damit das Frühstück nicht vor lauter Eintönigkeit vergessen wird.

Schüler und Berufstätige sollten auf keinen Fall ohne ein gesundes Frühstück aus dem Haus gehen, denn mit leerem Magen ist man einerseits den Verlockungen beim Bäcker und Metzger ausgesetzt, andererseits kann man ohne Frühstück nicht lernen und arbeiten. Mit diesen Frühstücksideen dürfen Sie sich jeden Tag auf das Aufstehen freuen!

Geröstete Vorratsmischung
Knusprig, knackig und gesund

Zubereitungszeit: ca. 20 Minuten

Eine Portion (50 g) enthält:
209 kcal (874 kJ)	28 g Kohlenhydrate
4 g Eiweiß	3 g Ballaststoffe
9 g Fett	0 mg Cholesterin

Zutaten für 12 Portionen (ca. 600 g)

- 50 g Pflanzenmargarine
- 200 g kernige Haferflocken
- 60 g Zucker
- 60 g Birnen (getrocknet)
- 60 g Bananen-Chips
- 80 g Paranüsse
- 100 g Rosinen

Zubereitung

1 Die Margarine in einer beschichteten Pfanne schmelzen, Haferflocken sowie Zucker hinzufügen und unter ständigem Rühren goldbraun rösten.

2 Auf einem Backblech ausbreiten und völlig abkühlen lassen.

3 Die Birnen klein schneiden, Bananen-Chips brechen, Paranüsse grob wiegen und zusammen mit den Rosinen unter die Haferflockenmischung mengen. Gut durchmischen, dann die Mischung in ein dichtschließendes Vorratsglas füllen.

TIPP

Wer morgens lieber eine Viertelstunde länger im Bett als in der Küche verbringt, kann sich diese Vorratsmischung in aller Ruhe am Wochenende zubereiten. Denn in einem gut verschließbaren Glas oder einer Dose bleibt sie zwei bis drei Wochen frisch.

Vorratsmischung mit Karamell
Fruchtig und knackig

Zubereitungszeit: ca. 20 Minuten

Eine Portion (50 g) enthält:
190 kcal (796 kJ)	24 g Kohlenhydrate
6 g Eiweiß	5 g Ballaststoffe
7 g Fett	0 mg Cholesterin

Zutaten für 12 Portionen (ca. 600 g)

- 125 g Haferfleks
- 100 g kernige Haferflocken
- 50 g Haferkleiefleks
- 50 g grob gewiegte Mandeln oder Haselnusskerne
- 50 g Sonnenblumenkerne
- 50 g Rosinen
- 50 g Trockenpflaumen ohne Stein
- 50 g getrocknete Aprikosen
- 20 g Pflanzenmargarine
- 50 g Honig
- 1–2 EL Zitronensaft

Zubereitung

1 Die Haferfleks mit den Haferflocken und den Haferkleiefleks gut vermengen, Mandeln oder Haselnusskerne sowie Sonnenblumenkerne untermischen.

2 Die Trockenfrüchte warm abspülen, auf Küchenkrepp legen und gut trocken tupfen. Pflaumen und Aprikosen klein schneiden, zusammen mit den Rosinen zur Hafer-Nuss-Mischung geben und alles gut vermengen.

3 Die Margarine zusammen mit Honig und Zitronensaft in einen Topf geben und unter Rühren erhitzen, bis die Masse leicht bräunt.

4 Das Karamell über die Hafermischung verteilen, rasch untermengen und in ein Vorratsglas füllen. Offen völlig erkalten lassen, dann nochmals durchrühren und das Glas verschließen.

TIPP

Haferfleks bestehen aus Hafervollkorn, etwas Zucker und Salz. Damit sind sie nicht ganz so gesund wie Haferflocken, bieten aber eine gute, nicht zu süße Abwechslung für alle, die es gern einmal knusprig mögen.

Erdbeer-Rhabarber-Müsli
Frisch und vitaminreich

Zubereitungszeit: ca. 15 Minuten

Eine Portion enthält:
279 kcal (1171 kJ)   27 g Kohlenhydrate
19 g Eiweiß   7 g Ballaststoffe
9 g Fett   18 mg Cholesterin

Zutaten für 2 Portionen
- 125 g Rhabarber
- 125 g Erdbeeren
- 200 g körniger Frischkäse (20 % F. i. Tr.)
- 2 EL Sanddornsaft (aus dem Reformhaus)
- 4 EL Haferkleiefleks
- 2 EL kernige Haferflocken

Zubereitung

1 Den Rhabarber waschen, die Haut mit einem spitzen Messer abziehen, die Stangen in mundgerechte Stücke schneiden und in 50 ml Wasser kurz dünsten.

2 Die Erdbeeren waschen, putzen, halbieren und hinzufügen.

3 Den Frischkäse mit Sanddornsaft und Haferkleiefleks verrühren und auf zwei Schälchen verteilen. Mit Fruchtkompott und kernigen Haferflocken servieren.

TIPP

Verwenden Sie frische Früchte der Saison. Statt Erdbeeren können Sie Himbeeren, Heidelbeeren, Pfirsich, Aprikosen und Pflaumen nehmen. Apfel und Birne sowie Banane passt immer.

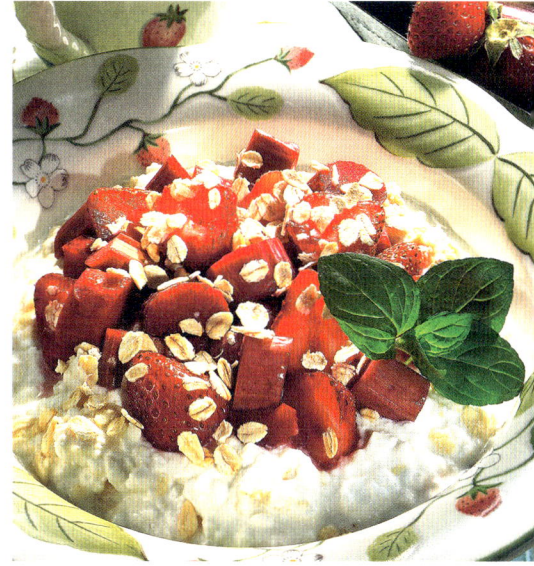

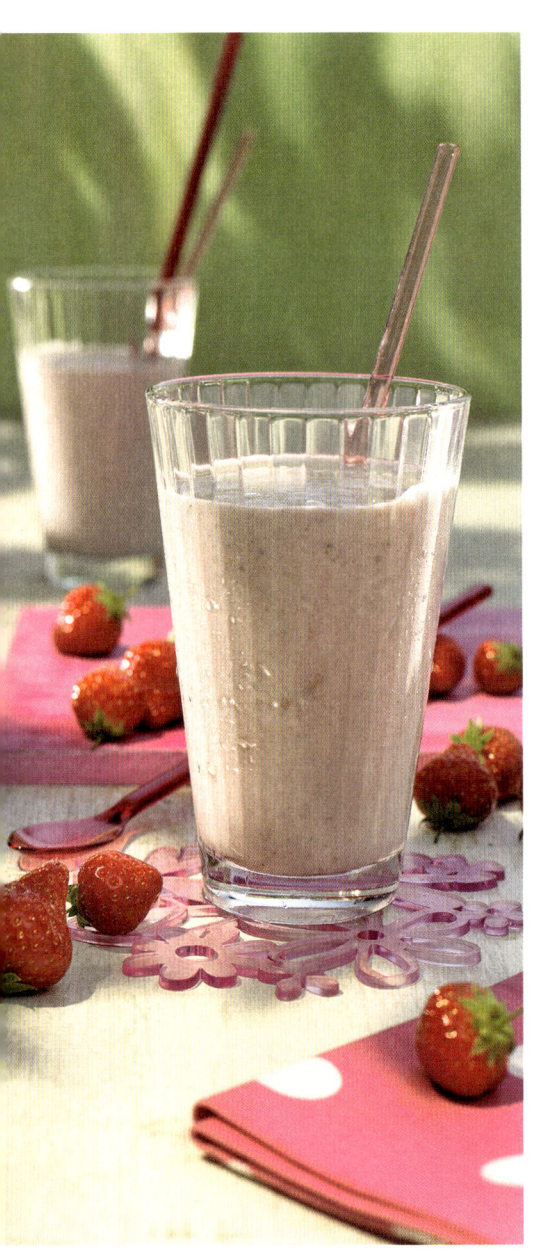

Erdbeer-Frühstücksdrink
Fruchtig und sättigend

Zubereitungszeit: ca. 10 Minuten

Eine Portion enthält:
162 kcal (681 kJ)   20 g Kohlenhydrate
7 g Eiweiß   4 g Ballaststoffe
6 g Fett   15 mg Cholesterin

Zutaten für 4 Portionen
500 g Erdbeeren
500 ml fettarme Milch
50 g Instant-Haferflocken (Schmelzflocken)
1 EL flüssiger Honig

Zubereitung
1 Die Erdbeeren waschen, putzen und grob zerkleinern.
2 Die Milch mit den Instant-Haferflocken und dem Honig in ein hohes Rührgefäß oder einen Mixer geben, die Erdbeeren hinzugeben und das Ganze mit dem Pürierstab fein mixen. Auf vier Gläser verteilen.

TIPP
Probieren Sie den Drink auch mit Himbeeren, Süßkirschen oder Banane.

Heidelbeer-Bananen-Müsli
Fein und gut bekömmlich

Zubereitungszeit: ca. 10 Minuten

Eine Portion enthält:
406 kcal (1699 kJ) 83 g Kohlenhydrate
16 g Eiweiß 10 g Ballaststoffe
6 g Fett 22 mg Cholesterin

Zutaten für 2 Portionen
60 g zarte Haferflocken
40 g Haferkleiefleks
150 g Heidelbeeren (frisch oder TK)
2 kleine Bananen (200 g geschält)
500 ml fettarme Milch

Zubereitung
1 Die zarten Haferflocken und die Haferkleiefleks in einer Schüssel mischen, dann auf zwei Schälchen verteilen.
2 Die frischen Heidelbeeren waschen und verlesen, TK-Heidelbeeren auftauen lassen. Die Bananen schälen und in Scheibchen schneiden. Die Früchte auf die Müslimischung geben und die Milch darüber gießen.

TIPP

Haferkleiefleks enthalten zu 70 % Haferkleie, die hauptsächlich aus den äußeren Teilen des Haferkorns mit Randschichten und Keim besteht, und helfen dabei, den Cholesteringehalt im Blut zu reduzieren.

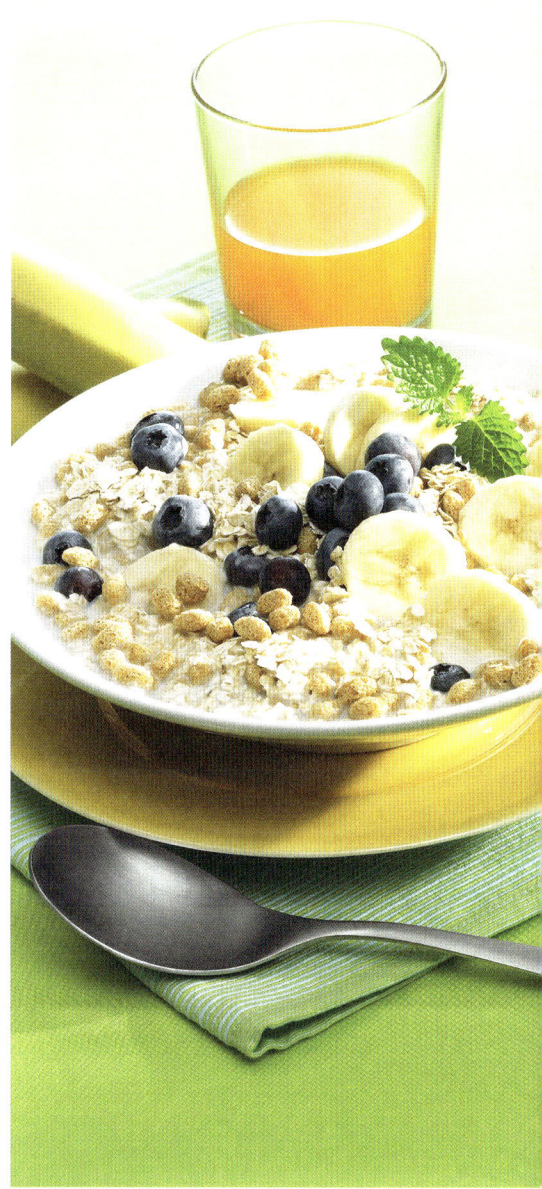

Früchtemüsli
Schnell und einfach

Zubereitungszeit: ca. 5 Minuten

Eine Portion enthält:
367 kcal (1542 kJ) 67 g Kohlenhydrate
12 g Eiweiß 11 g Ballaststoffe
5 g Fett 7 mg Cholesterin

Zutaten für 2 Portionen
1 Birne
1 Banane
8 Trockenpflaumen ohne Stein
4 EL Haferkleiefleks
2 TL Honig
300 ml fettarme Milch

Zubereitung

1 Die Birne waschen, vierteln und das Kerngehäuse herausschneiden. Die Banane schälen. Das gesamte Obst klein schneiden und in eine Schüssel geben.

2 Die Haferkleiefleks sowie den Honig untermengen. Die Müslimischung auf zwei Teller verteilen und die Milch darübergeben.

> **TIPP**
>
> Probieren Sie auch andere Kombinationen mit frischen und getrockneten Früchten aus. Zum Beispiel Ananas (frisch oder aus der Dose) und Bananenchips oder getrocknete Feigen und Orangen.

Trauben-Sanddorn-Müsli
Fruchtig und cholesterinfrei

Zubereitungszeit: ca. 10 Minuten

Eine Portion enthält:
522 kcal (2190 kJ) 69 g Kohlenhydrate
15 g Eiweiß 12 g Ballaststoffe
18 g Fett 0 mg Cholesterin

Zutaten für 2 Portionen
20 g Pinienkerne oder Mandelstifte
60 g zarte Haferflocken
60 g Haferkleiefleks
150 g kernlose Weintrauben
4 EL Sanddorn-Fruchtsauce (Fertigprodukt, aus dem Reformhaus)
500 ml Haferdrink oder fettarme Milch

Zubereitung

1 Die Pinienkerne oder Mandeln in einer beschichteten Pfanne ohne Fett rösten. Mit Haferflocken und Haferkleiefleks mischen. Auf zwei Müslischälchen verteilen.

2 Die Trauben waschen, trocken tupfen und halbieren. Zu den Haferflocken geben. Sanddornfruchtsauce und die Hafermilch dazugießen.

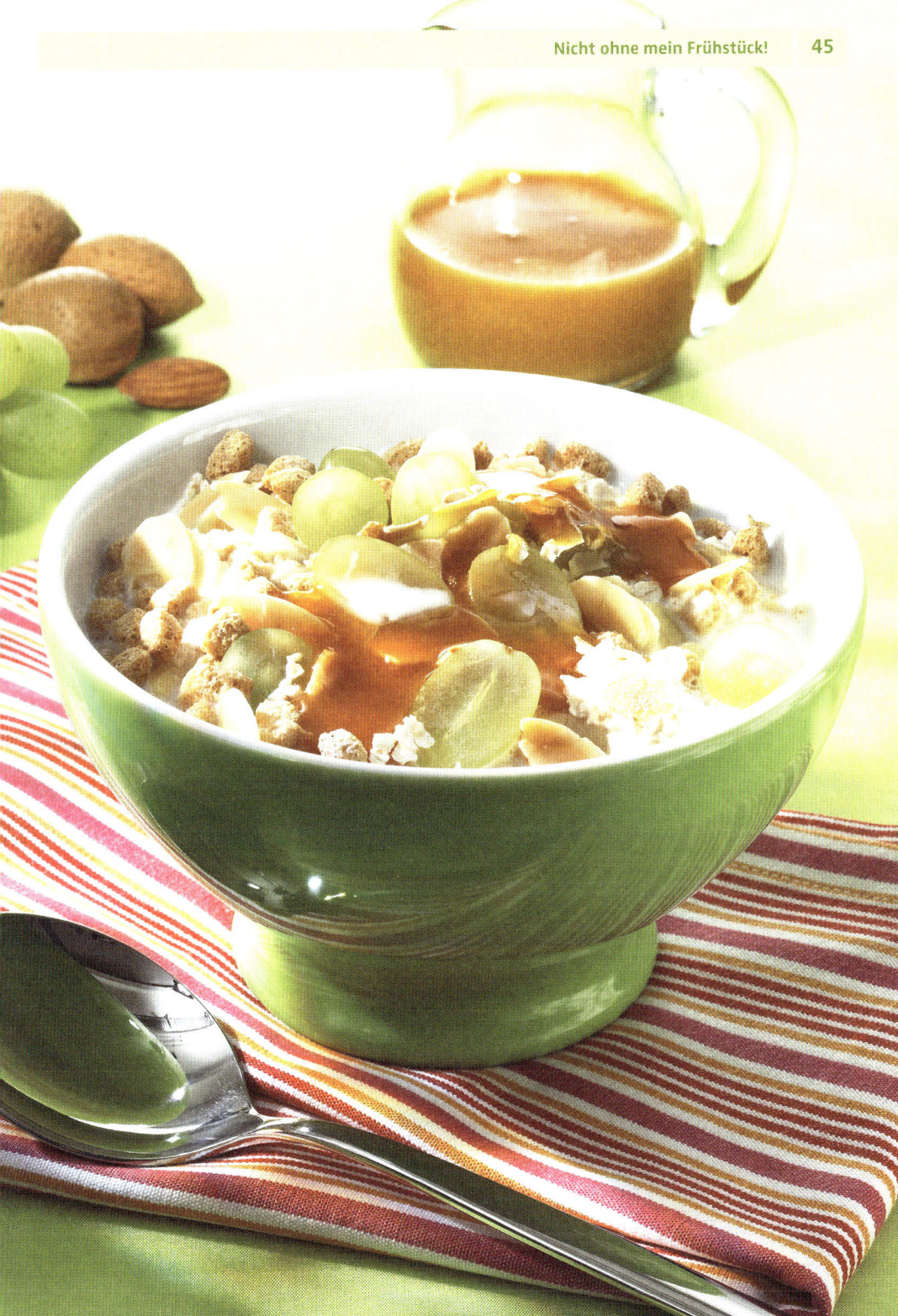

Himbeer-Pistazien-Müsli
Fruchtig und kernig

Zubereitungszeit: ca. 10 Minuten

Eine Portion enthält:
439 kcal (1835 kJ)	54 g Kohlenhydrate
21 g Eiweiß	14 g Ballaststoffe
14 Fett	15 mg Cholesterin

Zutaten für 2 Portionen
- 60 g zarte Haferflocken
- 60 g Haferkleiefleks
- 250 g Himbeeren (frisch oder TK)
- 500 ml fettarme Milch
- 20 g Pistazien

Zubereitung

1 Die Haferflocken mit den Haferkleiefleks in einer Schüssel mischen.

2 Frische Himbeeren waschen und verlesen, TK-Himbeeren auftauen lassen.

3 Beeren und Müslimischung mischen und auf zwei Müslischälchen verteilen. Die Milch darübergeben. Das Müsli mit Pistazien bestreut servieren.

TIPP

Statt Milch können Sie auch Haferdrink verwenden. Das Müsli enthält dann pro Portion 453 kcal (1899 kJ), 14 g Eiweiß, 13 g Fett, 60 g Kohlenhydrate, 20 g Ballaststoffe, 0 mg Cholesterin. Wenn Sie die Pistazien weglassen, sparen Sie 60 kcal und 5 g Fett pro Portion.

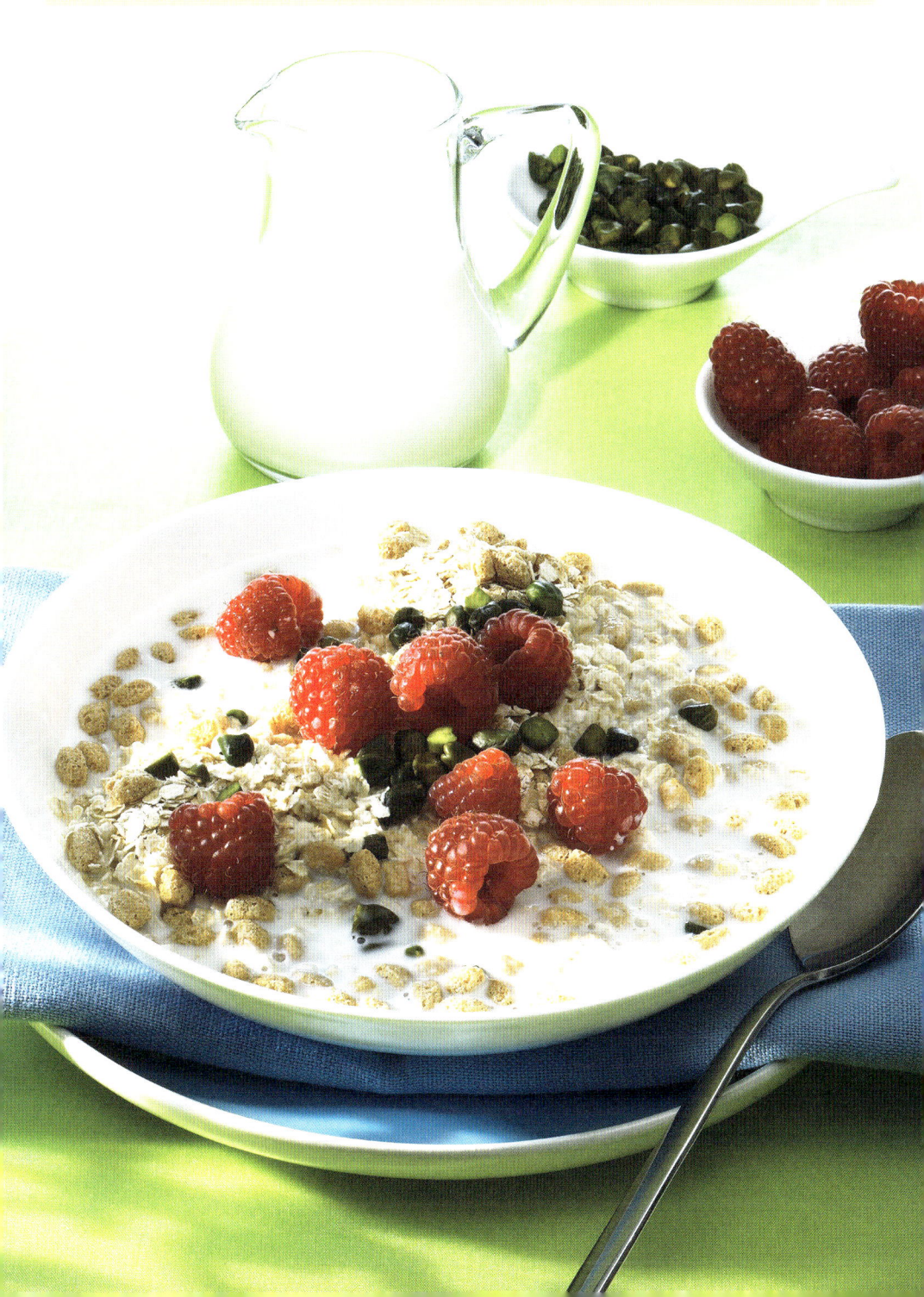

Cornflakes mit Feigen und Mango
Exotisch und knusprig

Zubereitungszeit: ca. 10 Minuten

Eine Portion enthält:
324 kcal (156 kJ)	60 g Kohlenhydrate
12 g Eiweiß	8 g Ballaststoffe
5 g Fett	12 mg Cholesterin

Zutaten für 2 Portionen
- 4 getrocknete Feigen (ca. 50 g)
- 200 g Mangofruchtfleisch (frisch oder aus der Dose)
- 2 TL Leinsamen (10 g)
- 60 g Cornflakes, ungezuckert
- 400 ml fettarme Milch

Zubereitung

1 Die Feigen in kleine Stückchen schneiden und auf zwei Müslischalen verteilen.
2 Das Mangofruchtfleisch in kleine Würfel schneiden und dazugeben.
3 Den Leinsamen und die Cornflakes darüberstreuen.
4 Das Ganze locker mischen und die Milch darübergießen.

TIPP

Wenn Sie frische Mango verwenden, gehen Sie bitte wie folgt vor: Von der Mango die Schale mit einem spitzen Messer abziehen, das Fruchtfleisch stückweise vom Kern abschneiden (Vorsicht, dabei tropft viel Saft aus. Bitte über einem Teller arbeiten!), dann klein schneiden.

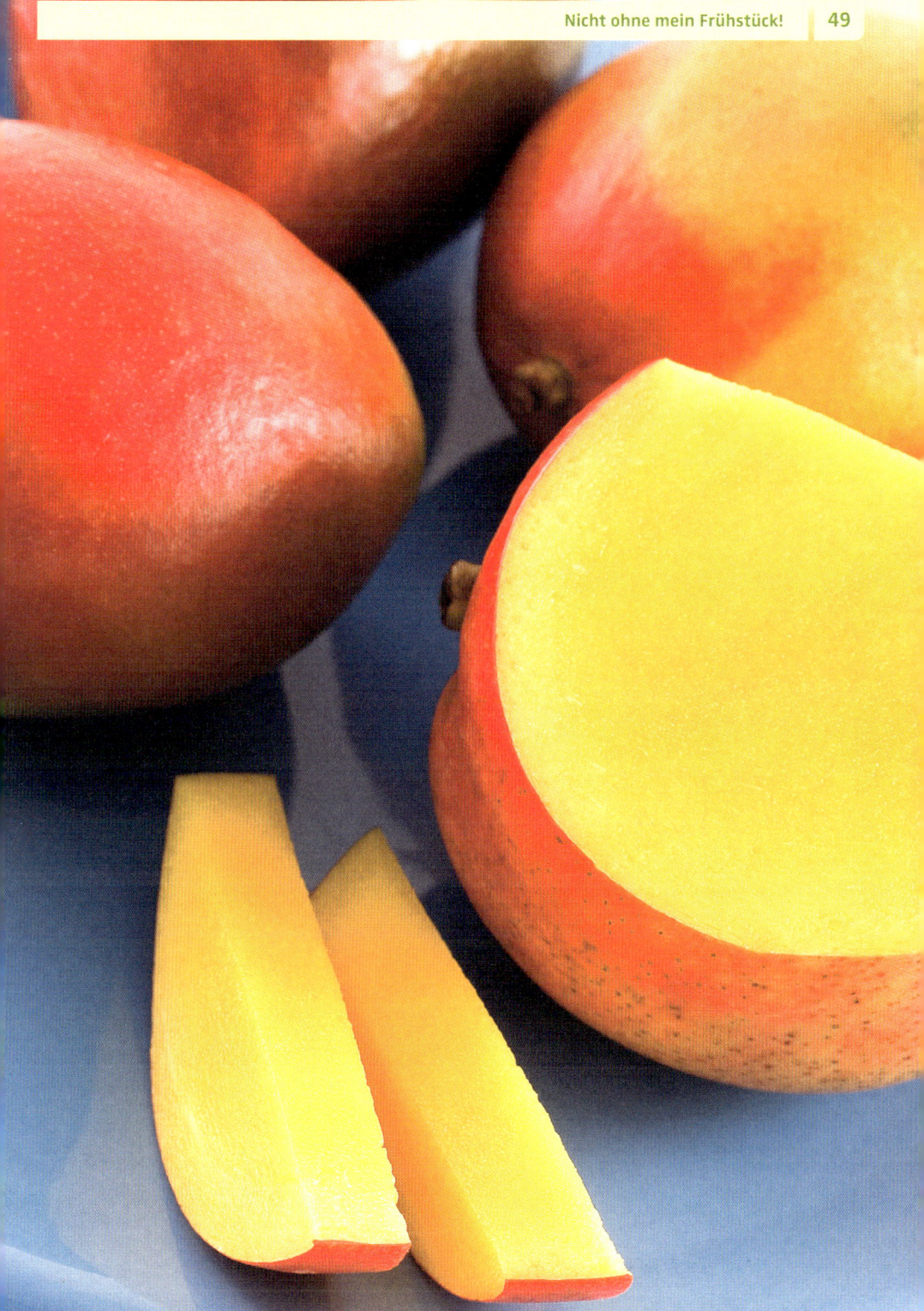

Kräuterquark
Leicht, frisch und preiswert

Zubereitungszeit: ca. 10 Minuten

Eine Portion enthält:
93 kcal (391 kJ)	4 g Kohlenhydrate
10 g Eiweiß	1 g Ballaststoffe
4 g Fett	14 mg Cholesterin

Zutaten für 300 g

1 Becher Speisequark (250 g, 20 % F. i. Tr.)
1 EL fettarmer Naturjoghurt (1,5 % Fett)
50 g fein geraspelte Karotte
1 EL fein gewiegte frische Bärlauchblätter
3 EL Schnittlauchröllchen
1 EL fein gehackte Petersilie
1 TL geriebener Meerrettich aus dem Glas
weißer Pfeffer, Salz

Zubereitung

1 Den Quark mit dem Joghurt glatt rühren. Die Karottenraspel untermischen.

2 Die Bärlauchblätter von den Stielen zupfen, waschen, trocken tupfen und fein wiegen, zusammen mit dem Schnittlauch und der Petersilie unter dem Quark mischen. Nach Belieben etwas Meerrettich unterrühren.

3 Die Quarkmasse mit Pfeffer und Salz abrunden. Nach Belieben mit Kräutern garnieren. In eine Plastikbox füllen und im Kühlschrank aufbewahren.

Pumpernickel mit Kräuterquark und Gemüseaspik
Pikant und schnell

Zubereitungszeit: ca. 5 Minuten

Eine Portion enthält:
219 kcal (916 kJ)	32 g Kohlenhydrate
9 g Eiweiß	7 g Ballaststoffe
4 g Fett	7 mg Cholesterin

Zutaten für 1 Portion

2 Scheiben Pumpernickel (à 40 g)
1 TL Halbfett- oder Diät-Margarine (5 g)
1 Scheibe Gemüseaspik (ca. 20 g)
2 EL selbstgemachter Kräuterquark (50 g, Rezept siehe links)
gehackte Kresse und Radieschenscheiben zum Garnieren

Zubereitung

1 Eine Pumpernickelscheibe mit Halbfett- oder Diät-Margarine bestreichen, darauf Gemüseaspik legen.

2 Auf die zweite Scheibe den Kräuterquark verteilen. Die Brote mit Kresse und Radieschenscheiben garnieren.

> **TIPP**
>
> Bereiten Sie den Kräuterquark schon am Vorabend zu, dann haben Sie bereits etwas für das Abendessen (z. B. Pellkartoffeln mit Kräuterquark) fertig.

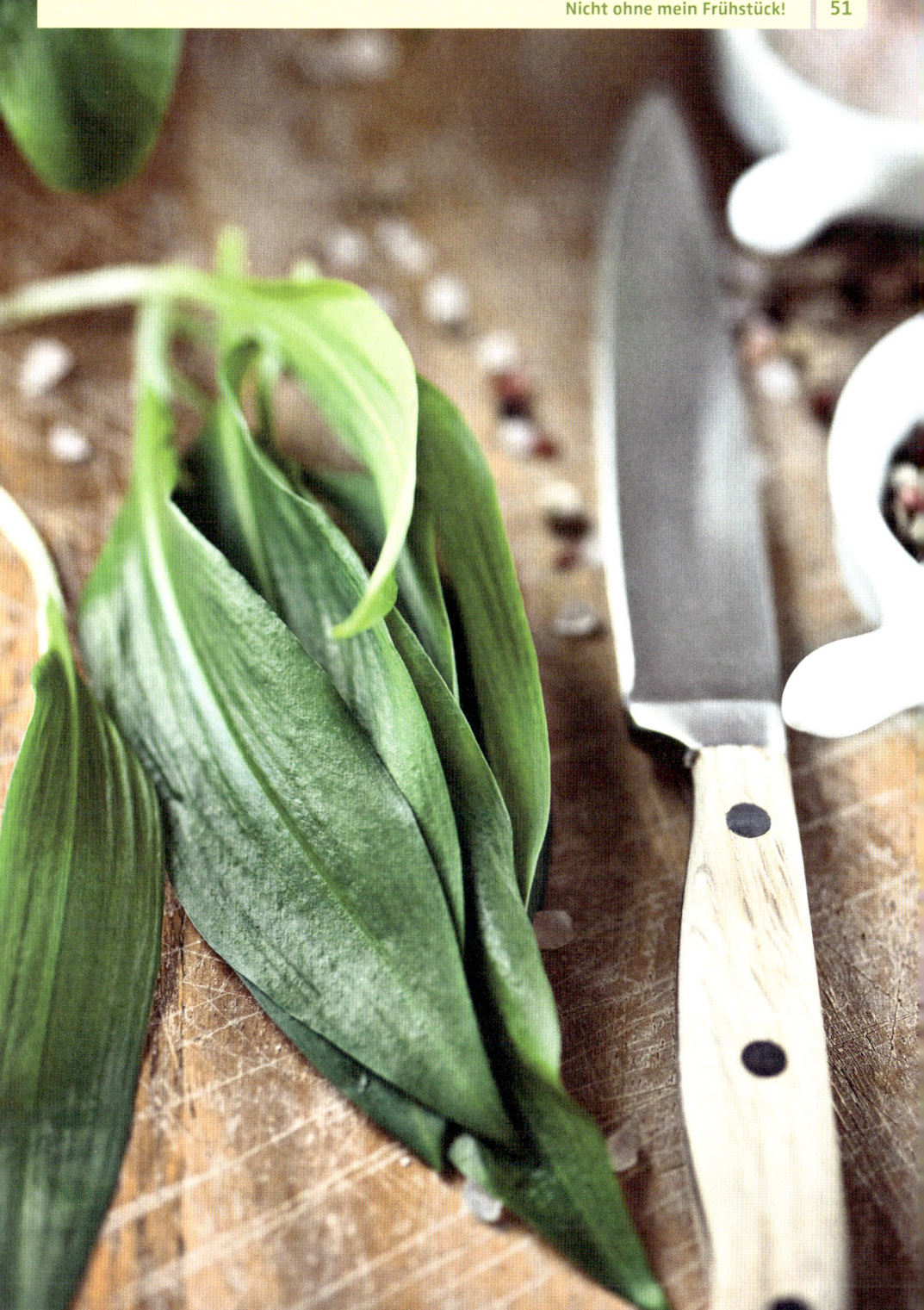

Hüttenfrühstück
Frisch und kernig

Zubereitungszeit: ca. 10 Minuten

Eine Portion enthält:
379 kcal (1597 kJ)	51 g Kohlenhydrate
19 g Eiweiß	7 g Ballaststoffe
11 g Fett	18 mg Cholesterin

Zutaten für 2 Portionen

200 g körniger Frischkäse (Hüttenkäse, 20 % F. i. Tr.)
2 TL Honig
½ Apfel
1 Orange
2 EL Rosinen
4 EL kernige Haferflocken
20 g Cashewkerne

Zubereitung

1 Den Frischkäse auf zwei Schälchen verteilen und jeweils 1 TL Honig darüber träufeln.

2 Die Apfelhälfte halbieren und das Kernhaus herausschneiden. Den Apfel über den Frischkäse raspeln und untermengen.

3 Die Orange schälen und in Filets teilen. Orangenfilets und Rosinen auf den Frischkäse verteilen und die Haferflocken sowie Cashewkerne daraufstreuen.

TIPP

Statt Cashewkerne können Sie auch gewiegte Mandeln oder Haselnüsse nehmen. Sie sind viel preiswerter, aber genauso gesund.

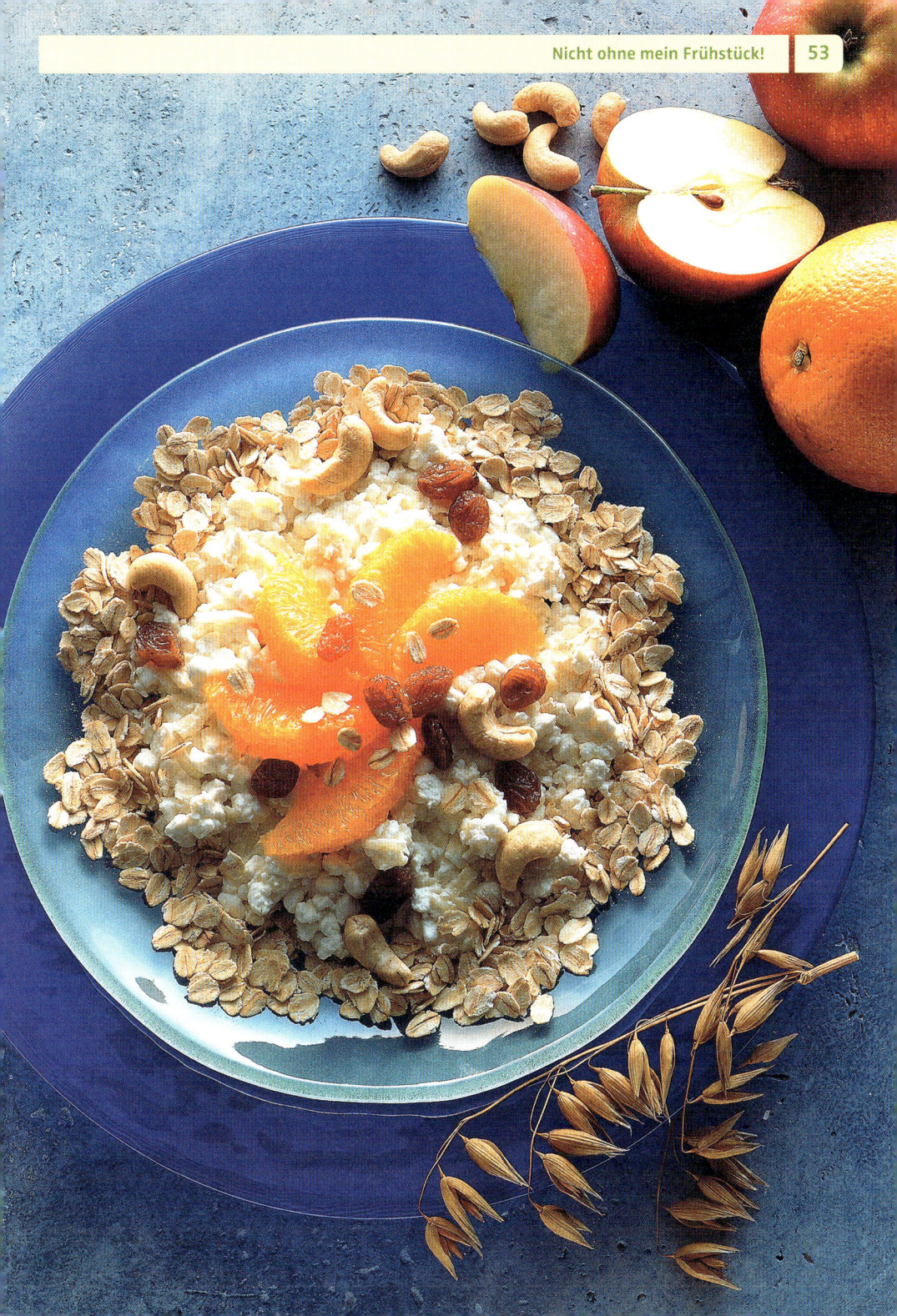

Bananen-Nuss-Brotaufstrich
Kernig und fruchtig

Zubereitungszeit: ca. 10 Minuten

Eine Portion (50 g) enthält:
129 kcal (540 kJ)	12 g Kohlenhydrate
3 g Eiweiß	2 g Ballaststoffe
8 g Fett	0 mg Cholesterin

Zutaten für ca. 200 g

1 vollreife Banane (ca. 150 g geschält)
1 EL Zitronensaft
4 EL (ca. 50 g) gemischte Kerne und Nüsse (Hasel-, Wal-, Pecannüsse, Pinienkerne, Cashewkerne, Sonnenblumenkerne) oder Studentenfutter
1 EL Magerquark
1 TL flüssiger Honig

Zubereitung

1 Die Banane schälen, in Stücke schneiden, mit einer Gabel zerdrücken und den Zitronensaft unter das Püree mischen.

2 Die Nussmischung im Blitzhacker nur einige Sekunden hacken, dann unter das Bananenpüree mischen.

3 Quark und Honig untermengen und das Ganze in ein hübsches Schälchen füllen. Die Creme passt prima auf Vollkornbrot. Sie sollte rasch verzehrt werden und ist ideal für einen größeren Kreis an Frühstücksgästen, zum Beispiel zum Brunch.

TIPP

Sehr lecker sind auch Reisscheiben anstelle von Brot. Es gibt sie gezuckert und neutral. Sie werden wie Knäckebrot verwendet. Bitte den Packungsinhalt nach Anbruch trocken und gut verschlossen lagern.

Hefekranz für den Brunch
Weich und zart

Zubereitungszeit: ca. 1 ½ Stunden
Backzeit: ca. 30 Minuten

Eine Portion (2 Scheiben à 25 g) enthält:
118 kcal (495 kJ)	20 g Kohlenhydrate
3 g Eiweiß	1 g Ballaststoffe
3 g Fett	0,6 mg Cholesterin

Zutaten

480 g Weizenmehl
20 g Weizen- oder Haferkleie
40 g Zucker
1 Msp. Salz
½ Würfel frische Hefe (20 g)
125 ml lauwarme fettarme Milch
60 g Sonnenblumenmargarine
Milch zum Bestreichen
Krümelkandis oder Hagelzucker zum Bestreuen

TIPP

Der Kranz wiegt nach dem Backen ca. 500 g. Er wird nach dem Erkalten in dünne Scheiben geschnitten und mit Margarine oder Frischkäse sowie Konfitüre oder Honig serviert. Man kann den Zopf auch gerade auf das Blech legen. Wer mag, kann Rosinen unter den Teig mengen. Wenn man den Zucker (bis auf 1 TL für den Vorteig) weglässt, schmeckt das Gebäck neutral und passt somit auch zu einem pikantem Belag oder Aufstrich (Käse, Frischkäse mit Kräutern etc.).

Zubereitung

1 Mehl und Haferkleie in einer Schüssel vermengen und in die Mitte eine Mulde drücken. Den Zucker hineingeben und das Salz an den Rand streuen. Die Hefe auf den Zucker bröckeln und 2 EL Milch darübergeben. Das Ganze zugedeckt an einem warmen Ort 10 Minuten gehen lassen. Dann die restliche Milch dazugeben.

2 Die Margarine am Rand verteilen, den Vorteig nach und nach mit dem Mehl verrühren und die Margarine unterarbeiten. Den Teig kräftig kneten, bis er nicht mehr klebt. Zu einer Kugel formen und zugedeckt etwa eine Stunde gehen lassen.

3 Den Teig auf eine bemehlte Arbeitsfläche geben, durchkneten, zu einer Kugel formen und diese halbieren; jede Teighälfte zu einem Strang formen. Diese jeweils in drei gleichgroße Stücke teilen. Jedes Teigstück zu einer etwa 40 cm langen Rolle formen, aus jeweils drei Rollen einen Zopf flechten und zu einem Kranz schließen. Die Enden zusammendrücken und unter den Zopf legen.

4 Den Kranz auf ein mit Backpapier ausgelegtes Blech legen und zugedeckt nochmals 15 Minuten gehen lassen. Mit etwas Milch bestreichen und mit Krümelkandis oder Hagelzucker bestreuen. Auf der zweiten Schiene von unten etwa 30 Minuten backen.

HAUPTGERICHTE FÜR MITTAGS UND ABENDS

„Etwas Warmes braucht der Mensch" – das war nicht nur ein bekannter Werbeslogan, sondern wurde uns auch von Müttern und Großmüttern ans Herz gelegt. Einmal am Tag eine warme Mahlzeit essen – das galt als besonders wichtig. Aus ernährungswissenschaftlicher Sicht ist es nicht nötig, jeden Tag eine warme Mahlzeit zu sich zu nehmen. Es hat jedoch einen hohen sozialen und familiären Stellenwert, gemeinsam am Tisch zu sitzen, egal, ob das nun ein warme Suppe, ein Salat oder ein größeres Gericht ist. Eine warme Mahlzeit sättigt besser als ein belegtes Brot, weil man langsamer isst und sich an den Tisch setzt. Auch ein liebevoll zubereiteter Salat erfreut den Gaumen und das Auge.

Wer gerne kocht, achtet auch besser auf Ausgewogenheit und Optik. Und auch beim Kochen für mehrere Personen lässt sich mit Fett, Cholesterin und Kalorien so haushalten, dass der Geschmack nicht auf der Strecke bleibt. Deshalb gibt es in diesem Kapitel auch das eine oder andere Rezept für Gäste und Feste.

Nehmen Sie sich die Zeit, für sich und andere etwas Schönes zuzubereiten – und wenn es nur ein Salat ist. Es ist wirklich leicht, jeden Tag Abwechslung und Ausgewogenheit auf den Tisch zu bringen. Kochen macht Spaß und weckt die Lust am Ausprobieren. Dabei ist es egal, ob man mittags oder abends etwas Warmes isst – Hauptsache, man sitzt zusammen am Tisch. Wer berufstätig ist, wird vielleicht das warme Abendessen bevorzugen. Essen Sie nicht zu spät, ideal ist 18 oder 19 Uhr. Spätes Essen kann den gesunden Schlaf beeinträchtigen. Nach dem Essen empfiehlt sich ein kleiner Spaziergang.

SALATE UND SUPPEN

Vegetarischer Reissalat
Fruchtig und exotisch

Zubereitungszeit: ca. 40 Minuten

Eine Portion enthält:
276 kcal (1155 kJ)	45 g Kohlenhydrate
6 g Eiweiß	5 g Ballaststoffe
6 g Fett	0 mg Cholesterin

Zutaten für 2 Portionen
100 g Basmati-Reis (Rohgewicht)
Salz
50 g Zuckerschoten (TK)
30 g Bambussprossen (aus dem Glas)
75 g Karotten
50 g Frühlingszwiebeln
75 g rote Paprikaschote
75 g Ananasstücke aus der Dose
2 EL Weißweinessig
1 EL Ananasflüssigkeit
(von der Dosen-Ananas)
weißer Pfeffer, Ingwerpulver, Curry, Salz
1 EL Sonnenblumenöl

Zubereitung
1 Den Reis in etwa 250 ml kochendes Salzwasser geben und etwa 20 Minuten bissfest garen. Dabei den Reis aufkochen lassen und auf abgeschalteter Herdplatte zugedeckt ausquellen lassen. Zwischendurch umrühren.

2 Die Zuckerschoten in kochendes Salzwasser geben und bissfest garen. Abschrecken, abtropfen lassen und klein schneiden. In eine Schüssel geben.

3 Die Bambussprossen abtropfen lassen und in feine Streifen schneiden. Die Karotten waschen, putzen, schälen und in feine kurze Streifen schneiden. Die Frühlingszwiebeln waschen, putzen und in dünne Streifen schneiden. Die Paprikaschote waschen, putzen und fein würfeln. Das Gemüse in die Schüssel geben.

4 Die Ananasstücke gut abtropfen lassen, die Flüssigkeit auffangen und die Fruchtstückchen je nach Größe durchschneiden. Dann zum Gemüse in die Schüssel geben.

5 Den Essig mit der Ananasflüssigkeit verrühren, mit Pfeffer, Ingwer, Curry und Salz würzen und das Öl untermengen. Das Dressing unter die Gemüsemischung mischen.

6 Den Reis durchrühren, kurz abkühlen lassen, dann unter das Gemüse mischen. Den Salat lauwarm servieren.

Rauke mit Melone und Parmaschinken

Zart und würzig

Zubereitungszeit: ca. 20 Minuten

Eine Portion enthält:

270 kcal (1130 kJ)	20 g Kohlenhydrate
7 g Eiweiß	4 g Ballaststoffe
17 g Fett	22 mg Cholesterin

Zutaten für 2 Portionen

- 100 g Rauke (Rucola)
- 200 g Lollo Bionda
- 300 g Netzmelone
- 2–3 EL weißer Balsamessig
- weißer Pfeffer aus der Mühle, Salz
- 2 EL Olivenöl
- 4 Scheiben Parmaschinken (40 g)

Zubereitung

1 Die harten Stiele der Rauke entfernen. Die Blattsalate waschen, trocken schleudern und in mundgerechte Stücke zupfen.

2 Das Melonenstück schälen, entkernen und das Fruchtfleisch in Stücke schneiden.

3 Den Essig mit Pfeffer und Salz verrühren und das Öl untermischen.

4 Die Salatzutaten in einer Schüssel anrichten. Das Dressing darüber verteilen und unterheben. Den Salat auf zwei Teller verteilen und auf jeder Portion zwei Scheiben Parmaschinken anrichten.

Salate und Suppen

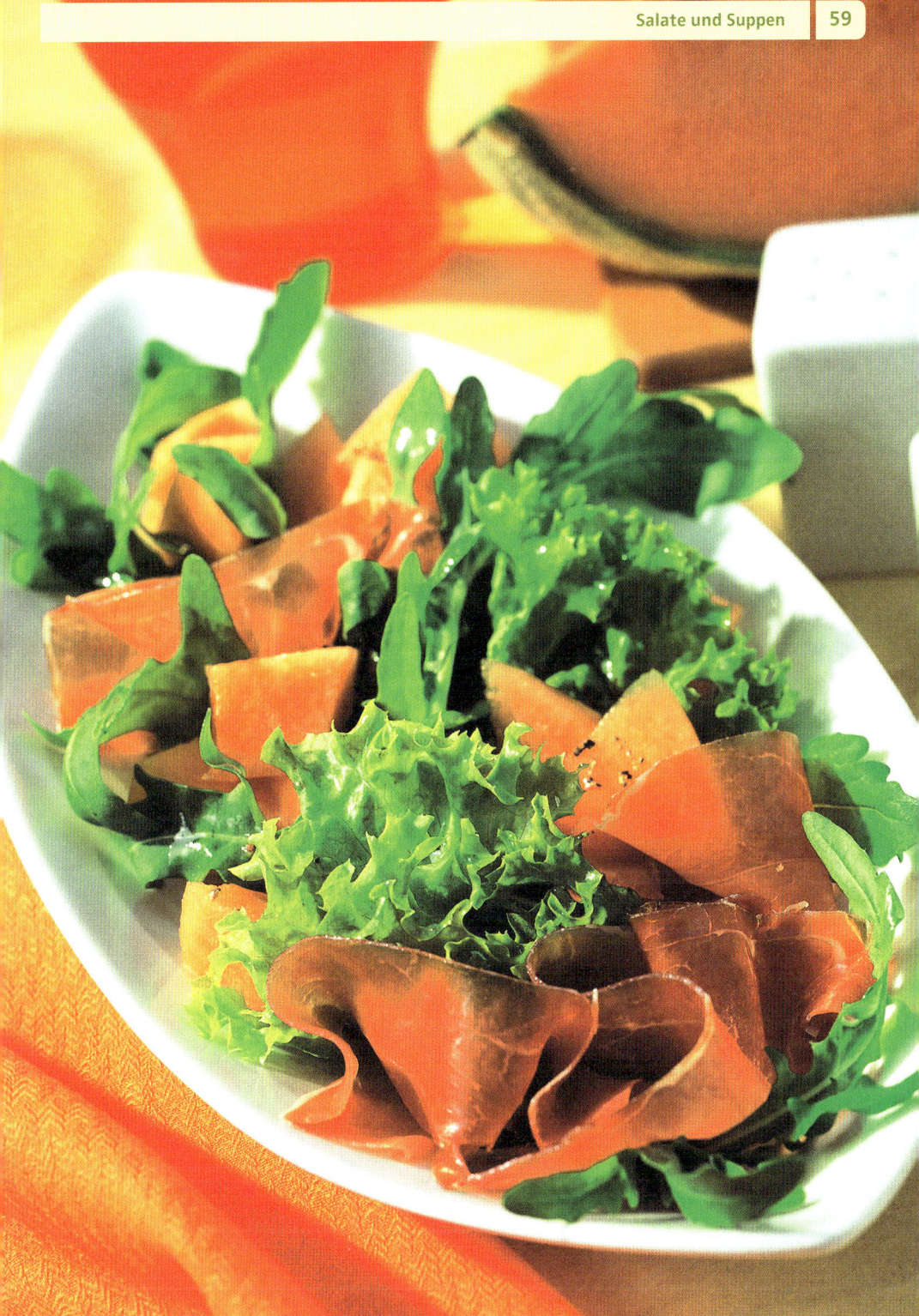

Tomaten-Gurken-Salat mit Rucola
Frisch und würzig

Zubereitungszeit: ca. 20 Minuten

Eine Portion enthält:
106 kcal (444 kJ)	5 g Kohlenhydrate
3 g Eiweiß	3 g Ballaststoffe
8 g Fett	0 mg Cholesterin

Zutaten für 4 Portionen

5 Tomaten (400 g)
200 g Salatgurke
100 g Frühlingszwiebeln
150 g Rauke (Rucola)
1 rote Chilischote
1 kleine Knoblauchzehe (nach Belieben)
2–3 EL Weißweinessig
weißer Pfeffer, etwas Zucker, Salz
3 EL Pflanzenöl
geschroteter roter Pfeffer zum Bestreuen

Zubereitung

1 Die Tomaten waschen, trocken tupfen, halbieren, den Stielansatz entfernen und die Tomatenhälften in schmale Spalten schneiden.

2 Die Salatgurke waschen, trocken tupfen, schälen, der Länge nach halbieren, die Kerne mit einem Teelöffel herausschaben und das Fruchtfleisch in dünne Scheiben schneiden.

3 Die Frühlingszwiebeln putzen, waschen, die Halme in Röllchen und die Zwiebelkörper in dünne Scheiben schneiden.

4 Die Rauke waschen, trocken schleudern und putzen. Die Chilischote längs halbieren, entkernen, waschen und fein wiegen.

5 Die Knoblauchzehe abziehen und in ein Schälchen pressen. Essig, Pfeffer, Zucker und Salz einrühren und das Öl daruntermischen. Die Salatzutaten auf Tellern anrichten, das Dressing darüber verteilen und mit rotem Pfeffer bestreuen.

Salate und Suppen 61

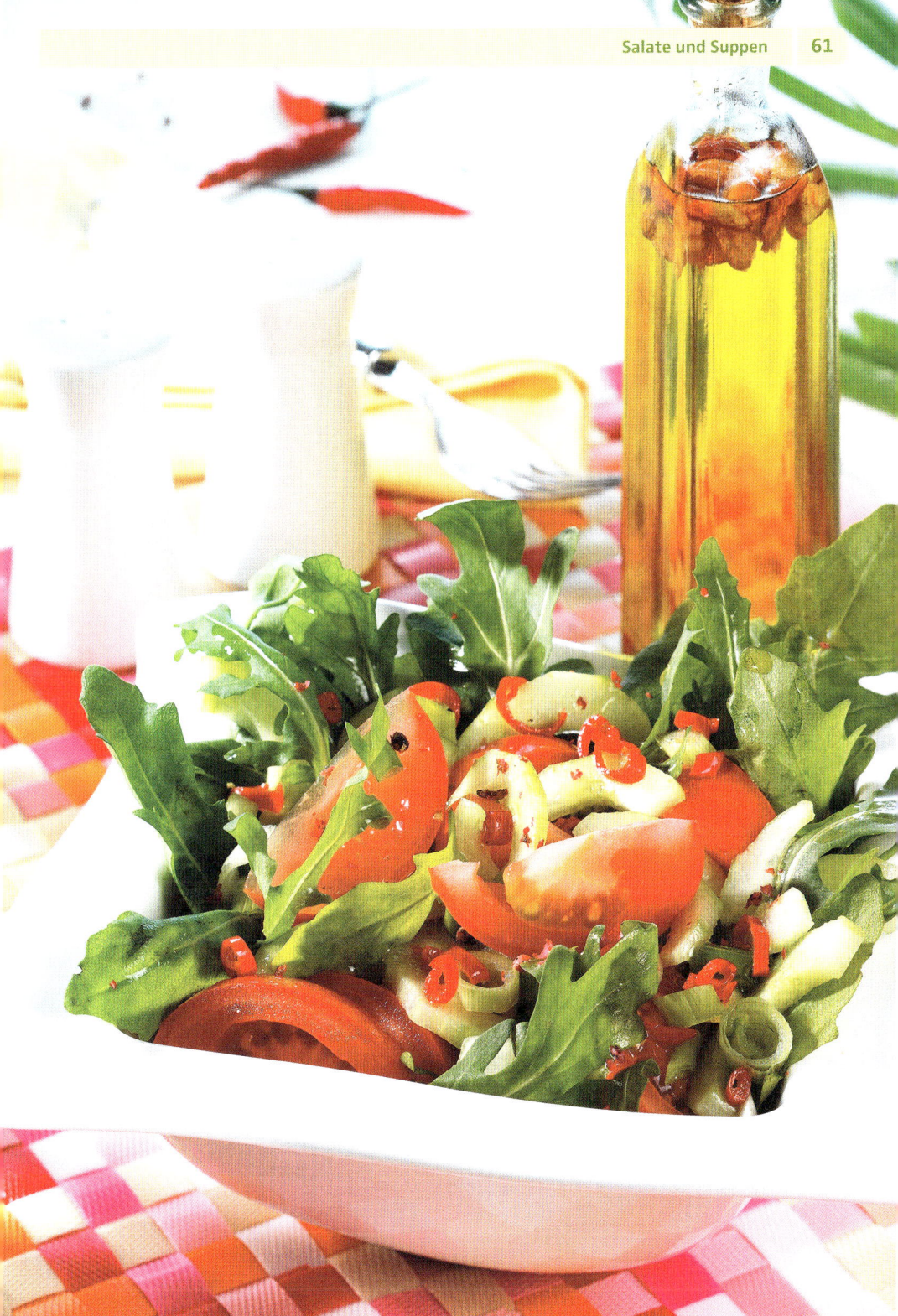

Fenchel-Tomaten-Salat
Knackig und frisch

Zubereitungszeit: ca. 20 Minuten

Eine Portion enthält:
140 kcal (586 kJ)	6 g Kohlenhydrate
4 g Eiweiß	7 g Ballaststoffe
10 g Fett	0 mg Cholesterin

Zutaten für 2 Portionen
- 1 Fenchelknolle mit Grün (250 g)
- 150 g Tomaten
- 1 Schalotte
- 1 Kästchen Kresse (20 g)
- 2 EL Weißweinessig
- 2 EL Sonnenblumenöl
- weißer Pfeffer, etwas Zucker, Salz

Zubereitung

1 Den Fenchel waschen, putzen und quer in feine Streifen schneiden. Das Grün fein wiegen.

2 Die Tomaten waschen, trocken tupfen, halbieren und die Stielansätze herausschneiden. Die Tomaten achteln. Die Zwiebel abziehen und quer in feine Ringe schneiden. Die Kresse knapp über dem Substrat abschneiden und grob wiegen.

3 Den Essig mit Pfeffer, Zucker sowie Salz verrühren und das Öl untermengen.

4 Die Salatzutaten in einer Schüssel anrichten. Das Dressing darüber verteilen und unterheben.

TIPP

Zum „Wiegen" von Kräutern benötigt man entweder ein Wiegemesser oder ein großes Messer mit breiter und glatter Klinge. Die Kräuter werden gewaschen, mit Küchenkrepp trocken getupft und auf ein großes Schneidebrett gelegt. Dann geht man mit dem Messer kreuz und quer in Wiegebewegung über die Kräuter, bis sie fein zerkleinert sind. Schneiden geht natürlich auch, aber man bekommt die Kräuter nicht so fein zerkleinert und es läuft mehr Pflanzensaft aus, außerdem ist die Verletzungsgefahr beim Schneiden größer.

Herbstsalat mit Pilzen
Frisch und knackig

Zubereitungszeit: ca. 20 Minuten

Eine Portion enthält:
170 kcal (711 kJ) 6 g Kohlenhydrate
6 g Eiweiß 7 g Ballaststoffe
13 g Fett 0 mg Cholesterin

Zutaten für 2 Portionen
200 g Eichblattsalat
60 g Radicchio
100 g Champignons
150 Karotten
1 Bund Schnittlauch
1 EL Sonnenblumenkerne
2 EL weißer Balsamessig
1 TL Senf
weißer Pfeffer aus der Mühle, Salz
2 EL Sonnenblumen- oder Rapsöl

Zubereitung

1 Die Blattsalate waschen, trocken schleudern und klein zupfen.

2 Die Champignons mit Küchenkrepp säubern und in dünne Scheiben schneiden. Die Karotten schälen und grob raspeln. Den Schnittlauch waschen und in Röllchen schneiden.

3 Die Sonnenblumenkerne ohne Fettzugabe in einer beschichteten Pfanne anrösten.

4 Den Essig mit Senf, Pfeffer und Salz verrühren und das Öl untermischen. Den Schnittlauch unterrühren.

5 Die Salatzutaten in einer Schüssel anrichten. Das Dressing darüber verteilen und untermengen.

Griechischer Bauernsalat
Frisch und knackig

Zubereitungszeit: ca. 20 Minuten

Eine Portion enthält:

300 kcal (1255 kJ)	13 g Kohlenhydrate
11 g Eiweiß	3 g Ballaststoffe
18 g Fett	14 mg Cholesterin

Zutaten für 2 Portionen

100 g Blattsalat (Römischer Salat, Eisbergsalat, Lollo rosso, Pflücksalat etc.)
200 g Tomaten
200 g Salatgurke
1 kleine rote Zwiebel
1 Knoblauchzehe
6 schwarze Oliven mit Stein
2 EL Weißweinessig
weißer Pfeffer, Zucker, Salz
2 EL Olivenöl
frischer Thymian, Basilikum und Petersilie, fein gewiegt
75 g Feta (40 % F. i. Tr.)
2 EL kernige Haferflocken

Zubereitung

1 Den Blattsalat waschen, trocken schleudern, putzen und in mundgerechte Stücke pflücken.

2 Die Tomaten waschen, halbieren, die Stielansätze keilförmig herausschneiden und die Tomaten in schmale Spalten schneiden.

3 Das Gurkenstück waschen, trocken tupfen und in dünne Scheiben hobeln.

4 Die Zwiebel und die Knoblauchzehe abziehen. Die Zwiebel in dünne Scheiben schneiden, den Knoblauch in ein Schälchen pressen.

5 Blattsalat, Tomatenspalten, Gurkenscheiben und Zwiebelringe locker mischen und auf zwei Salatschüsseln verteilen. Jeweils drei Oliven daraufsetzen.

6 Den Essig zum Knoblauch geben, Pfeffer, Zucker und Salz unterrühren und das Öl sowie die Kräuter untermengen. Das Dressing über die Salatportionen verteilen.

7 Den Feta in kleine Würfel schneiden und darüber verteilen. Die Haferflocken in einer beschichteten Pfanne ohne Fettzugabe anrösten und über den Salat streuen.

Salate und Suppen

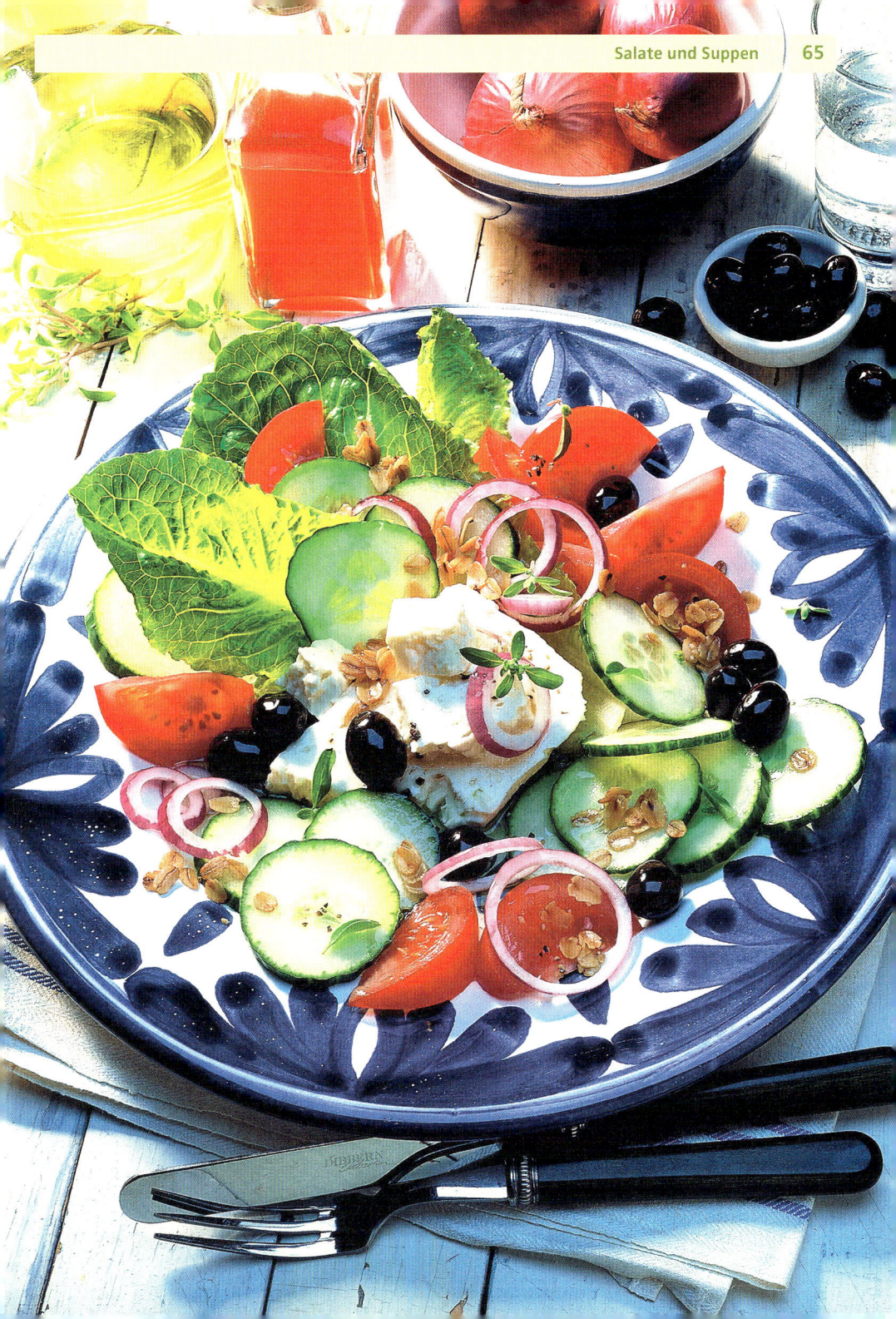

Knackiger Rohkostteller mit dreierlei Dips
Kalorienarm und vitaminreich

Zubereitungszeit: ca. 50 Minuten	
Eine Portion enthält:	
198 kcal (829 kJ)	18 g Kohlenhydrate
9 g Eiweiß	5 g Ballaststoffe
10 g Fett	6 mg Cholesterin

Zutaten für 6 Portionen

1 kg gemischtes Gemüse (z. B. Karotten, Fenchel, Chicorée, Gurke, Paprika, Kohlrabi, Staudensellerie)

Für den Avocadodip:

1 Avocado
150 g gerührter Magermilchjoghurt
5 EL fettarme Milch
1 EL Pflanzenöl
2 EL Instant-Haferflocken (Schmelzflocken)
1 Knoblauchzehe, fein gewiegt
1 EL Zitronensaft
weißer Pfeffer, Salz

Für den Kräuterdip:

50 g saure Sahne, 10 % Fett
3 EL fettarmer Naturjoghurt
1 TL Zitronensaft
1 EL Pflanzenöl
3 EL Instant-Haferflocken (Schmelzflocken)
1 Bund frische Kräuter, fein gewiegt (Petersilie, Schnittlauch, Kresse, Basilikum, Thymian)
weißer Pfeffer, Salz

Für den Tomatendip:

2 Tomaten
100 g Magerquark
100 g fettarmer Naturjoghurt
1 EL Pflanzenöl
3 EL Instant-Haferflocken (Schmelzflocken)
Pfeffer, Salz
1 Knoblauchzehe, fein gewiegt

Zubereitung

1 Für den Avocadodip das Fruchtfleisch mit einem Löffel aus der Avocado lösen und mit einer Gabel zerdrücken. Joghurt, Milch, Öl und Instant-Haferflocken untermischen und die Creme mit Zitronensaft, Pfeffer und Salz abschmecken.

2 Für den Kräuterdip alle Zutaten verrühren und mit Pfeffer und Salz würzen.

3 Für den Tomatendip die Tomaten oben einritzen, überbrühen, die Stielansätze herausschneiden, die Tomaten häuten und würfeln. Quark mit Joghurt, Öl und Instant-Haferflocken zu einer glatten Creme verrühren, die Tomatenwürfel hinzugeben und das Ganze mit Pfeffer, Salz sowie Knoblauch würzen.

4 Das Gemüse waschen, schälen und zerkleinern und alles auf einer Platte anrichten. Die Dips dazu servieren.

Salate und Suppen 67

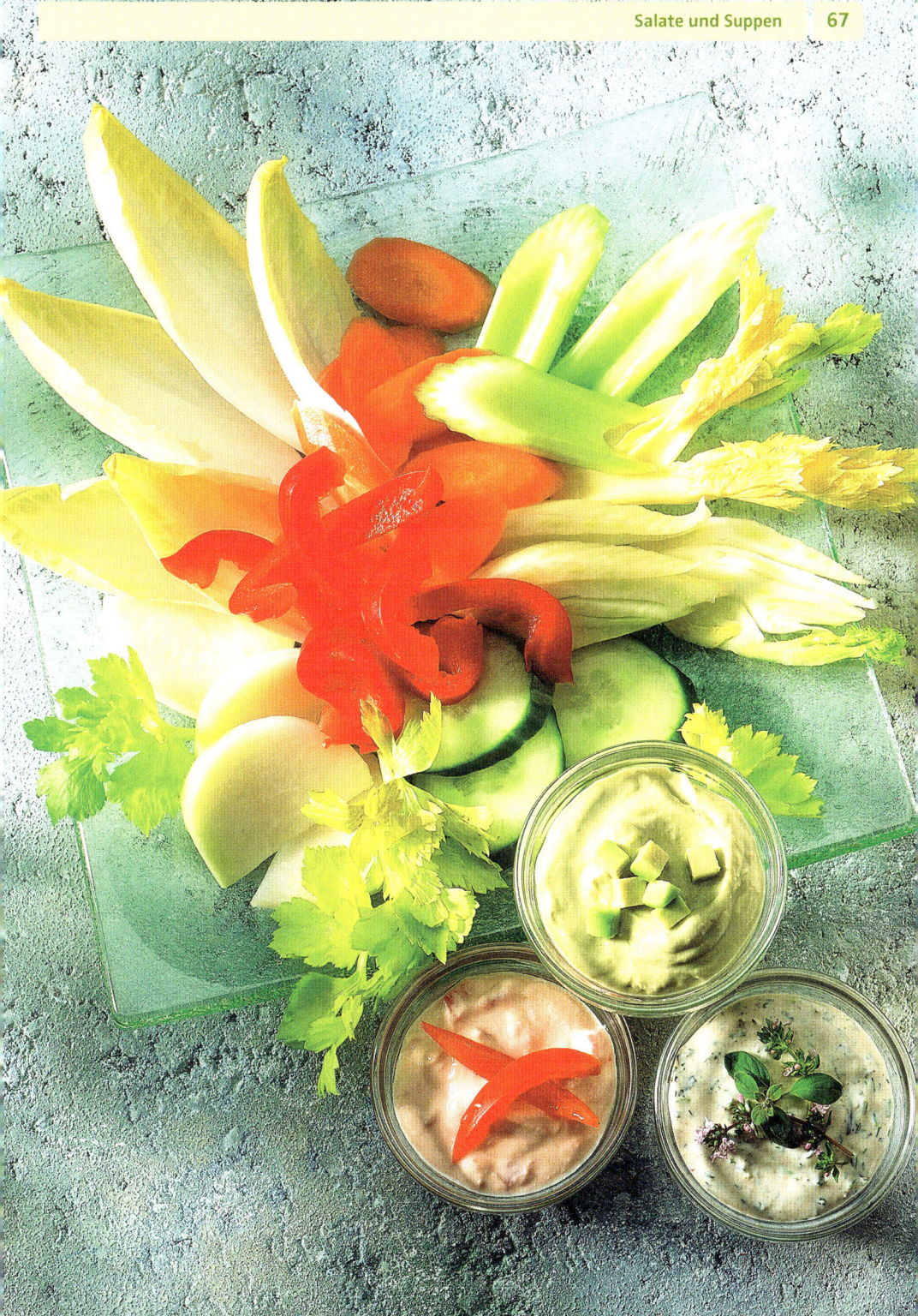

Kartoffelsalat à la verde
Fein und sättigend

Zubereitungszeit: ca. 45 Minuten
Zeit zum Durchziehen: ca. 1 Stunde

Eine Portion enthält:
250 kcal (1046 kJ)	31 g Kohlenhydrate
6 g Eiweiß	4 g Ballaststoffe
12 g Fett	0 mg Cholesterin

Zutaten für 2 Portionen
400 g festkochende Kartoffeln
Salz
75 g Feldsalat
1 Schalotte
1 TL mittelscharfer Senf
weißer Pfeffer, Salz
2 EL Weißweinessig
2 EL Pflanzenöl
2 EL Schnittlauchröllchen
125 ml Gemüsebrühe (Würfel oder Instantpulver)

Zubereitung

1 Die Kartoffeln waschen und knapp mit Salzwasser bedeckt im geschlossenen Topf etwa 25 Minuten garen.

2 Inzwischen den Feldsalat waschen und putzen. Die Schalotte abziehen, fein wiegen und zusammen mit dem Senf, Pfeffer, Salz und Essig in eine Schüssel geben. Gut verrühren und das Öl sowie den Schnittlauch untermischen.

3 Die Kartoffeln abgießen, abschrecken und kurz abkühlen lassen. Pellen und in dünne Scheiben schneiden. Die heiße Brühe darübergießen. Die Kartoffelscheiben vorsichtig wenden und das Ganze etwa 30 Minuten durchziehen lassen, bis die Flüssigkeit fast aufgesogen ist.

4 Das Dressing unter die Kartoffeln heben und den Salat weitere 30 Minuten durchziehen lassen. Vor dem Anrichten die Hälfte der Feldsalatsträußchen vorsichtig untermengen, den Rest auf dem Salat dekorativ anrichten.

TIPP
Kartoffelsalat passt prima zu Fisch und Fleisch. Er schmeckt aber auch solo.

Nudelsalat mit Gabelspaghetti

Für die Party und gut vorzubereiten

Zubereitungszeit: ca. 30 Minuten

Eine Portion enthält:
381 kcal (1594 kJ)   67 g Kohlenhydrate
13 g Eiweiß   8 g Ballaststoffe
7 g Fett   < 0,5 mg Cholesterin

Zutaten für 4 Portionen

300 g Gabelspaghetti (eifrei, Rohgewicht)
Salz
1 rote Paprikaschote (150 g)
100 g Maiskörner aus der Dose
1 kleiner zarter Zucchino (75 g)
2 Gewürzgurken
1 rote Zwiebel
1 kleine Knoblauchzehe (nach Belieben)
125 g gerührter Magermilchjoghurt
1 TL mittelscharfer Senf
1 EL Tomatenketchup
weißer Pfeffer
Paprikapulver edelsüß
1 EL Zitronensaft
2 EL Sonnenblumenöl
2 EL Kräuter, fein gewiegt (Schnittlauch, Basilikum, Petersilie)

Zubereitung

1 Die Gabelspaghetti in kochendes Salzwasser geben und nach Packungsanweisung bissfest garen.

2 Inzwischen die Paprikaschote waschen, halbieren, putzen und fein würfeln. Den Mais abtropfen lassen. Den Zucchino waschen, abtrocknen, die Enden knapp abschneiden und das Gemüse in kleine Würfel schneiden. Das Ganze in eine Schüssel geben.

3 Die Gewürzgurken fein würfeln. Die Zwiebel und den Knoblauch abziehen und fein wiegen, zusammen mit den Gewürzgurkenstückchen in die Schüssel geben.

4 Den Joghurt mit Senf und Ketchup verrühren, Pfeffer, Paprika und Salz untermischen, dann Zitronensaft, Öl und die Kräuter untermengen. Das Dressing unter die Gemüsemischung mengen.

5 Die Nudeln abgießen, abschrecken und gut abtropfen lassen. Unter die Gemüsemischung heben und das Ganze gut durchziehen lassen. Eventuell mit Salz, Pfeffer und ein paar Tropfen Zitronensaft nachwürzen.

Rote-Beete-Creme
Fein und originell

Zubereitungszeit: ca. 30 Minuten	
Eine Portion enthält:	
114 kcal (477 kJ)	14 g Kohlenhydrate
3 g Eiweiß	4 g Ballaststoffe
5 g Fett	5 mg Cholesterin

Zutaten für 4 Portionen

500 g gekochte Rote Beete (aus dem Kühlregal oder aus dem Glas)
1 Zwiebel
30 g Sonnenblumenmargarine
750 ml Gemüsebrühe (Würfel oder Instantpulver)
30 g geriebener Tafelmeerrettich aus dem Glas
30 g Instant-Haferflocken (Schmelzflocken)
50 g saure Sahne (10 % Fett)
Pfeffer, Anis, Kümmelpulver, Salz
1 Prise Zucker
2 Zweige Basilikum, fein gewiegt

Zubereitung

1 Die Roten Beete gut abtropfen lassen. Dann fein würfeln.

2 Die Zwiebel abziehen und fein würfeln. Die Margarine in einem weiten Topf erhitzen und die Zwiebel darin glasig dünsten. Die Rote Beete, die Brühe sowie die Hälfte des Meerrettichs dazugeben. Das Ganze im geschlossenen Topf etwa 15 Minuten garen.

3 Die Suppe mit dem Passierstab fein pürieren. Die Instant-Haferflocken einrühren und die Suppe aufkochen. Die saure Sahne mit dem restlichen Meerrettich verrühren und unter die Suppe ziehen. Die Suppe mit den Gewürzen und etwas Salz sowie Zucker abschmecken und mit gewiegtem Basilikum bestreuen.

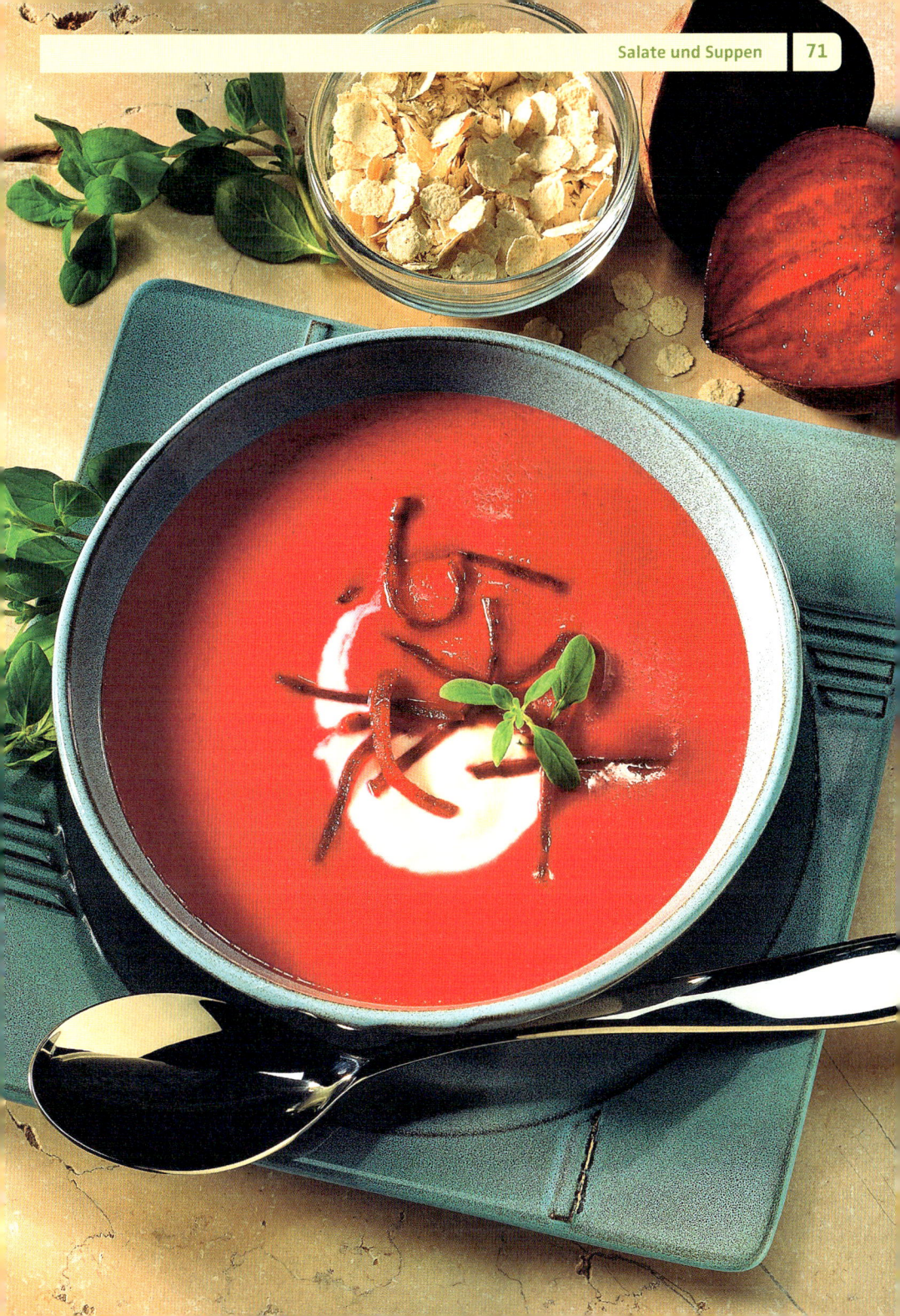

Feine Pilzcreme
Mild und aromatisch

Zubereitungszeit: ca. 30 Minuten

Eine Portion enthält:

166 kcal (695 kJ)	14 g Kohlenhydrate
9 g Eiweiß	6 g Ballaststoffe
8 Fett	6 mg Cholesterin

Zutaten für 4 Portionen

- 250 g Champignons
- 250 g Pfifferlinge
- 2 Zwiebeln
- 2 EL Pflanzenöl
- 30 g Instant-Haferflocken (Schmelzflocken)
- 500 ml fettarme Milch
- 375 ml Gemüsebrühe (Würfel oder Instantpulver)
- weißer Pfeffer, Salz, frischer Thymian

Zubereitung

1 Die Champignons und Pfifferlinge putzen und klein schneiden. Die Zwiebeln abziehen und fein würfeln. Das Öl in einem Topf erhitzen und Zwiebeln darin etwa 10 Minuten dünsten. Die Pilze dazugeben und gute 5 Minuten unter Rühren mitdünsten. Die Hälfte der Pilze herausnehmen und beiseitestellen.

2 Die Haferflocken über die restlichen Pilze in den Topf streuen und ca. 1 Minute unter Rühren anschwitzen. Milch und Gemüsebrühe hinzufügen. Bei niedriger Temperatur im offenen Topf garen, ab und zu umrühren. Die Pilzsuppe mit dem Pürierstab cremig pürieren und mit Pfeffer und Salz kräftig abschmecken.

3 Die beiseitegestellten Pilze und den Thymian auf die Creme geben.

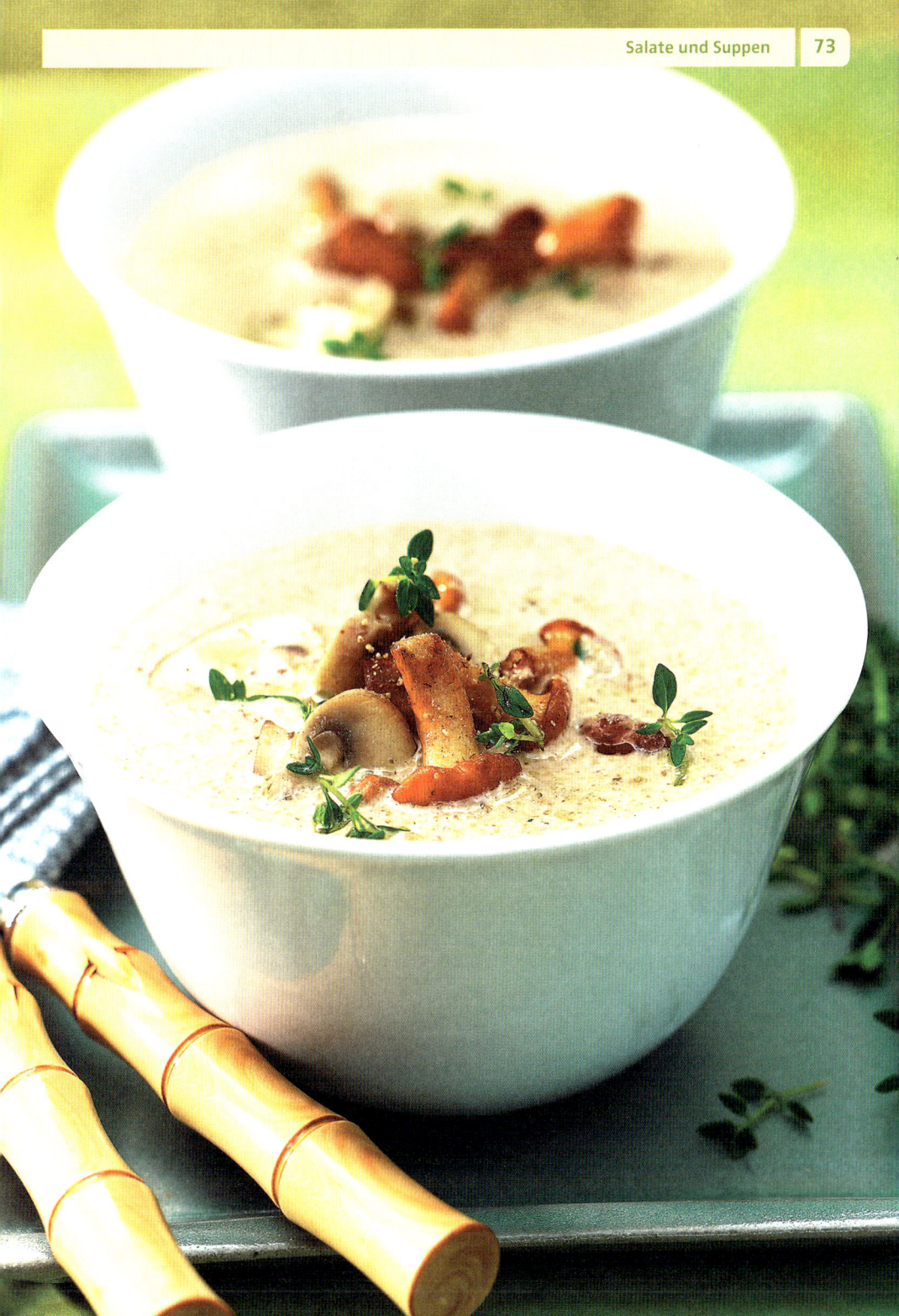

Tomatencremesuppe
Pikant und fruchtig

Zubereitungszeit: ca. 30 Minuten

Eine Portion enthält:
101 kcal (423 kJ)	11 g Kohlenhydrate
3 g Eiweiß	3 g Ballaststoffe
5 g Fett	5 mg Cholesterin

Zutaten für 4 Portionen
- 200 g Karotten
- 1 EL Pflanzenmargarine
- 250 ml Gemüsebrühe (Würfel oder Instantpulver)
- 500 g passierte Tomaten (aus der Packung)
- 1 EL Tomatenmark
- 2 EL Basilikumblättchen, fein gewiegt
- 2 EL Instant-Haferflocken (Schmelzflocken)
- 1 EL Zucker
- 225 ml Wasser
- 2 EL saure Sahne (50 g)
- 1 Kästchen Kresse (20 g)

Zubereitung

1 Die Karotten waschen, putzen, schälen, klein schneiden und in zerlassener Margarine andünsten. Mit Brühe ablöschen und 10 Minuten köcheln lassen. Dann die Karotten im Topf pürieren.

2 Nacheinander passierte Tomaten, Tomatenmark, Basilikum, Instant-Haferflocken, Zucker und Wasser hinzugeben.

3 Die Suppe aufkochen. Bei niedriger Hitze ca. 5 Minuten ziehen lassen. Mit saurer Sahne und Kresse garniert servieren.

Italienische Paprikacreme
Raffiniert und fruchtig

Zubereitungszeit: ca. 40 Minuten

Eine Portion enthält:
165 kcal (690 kJ)   15 g Kohlenhydrate
4 g Eiweiß   5 g Ballaststoffe
9 g Fett   12 mg Cholesterin

Zutaten für 4 Portionen

400 g rote Paprikaschoten
25 g Pflanzenmargarine
1 kleine Zwiebel
2 EL Paprikapulver edelsüß
1 EL Tomatenmark
30 g Instant-Haferflocken (Schmelzflocken)
125 ml roter Traubensaft
750 ml Gemüsebrühe (Würfel oder Instantpulver)
125 g saure Sahne
1 Knoblauchzehe
Pfeffer, Salz, frische Basilikumblätter

Zubereitung

1 Die Paprika waschen, putzen, entkernen und fein würfeln. Die Zwiebel abziehen und fein würfeln.

2 Die Margarine in einem Topf zerlassen und die Zwiebel darin glasig dünsten. Einige Paprikawürfel zur Seite legen, die übrigen in den Topf geben und kurz mitgaren. Paprikapulver, Tomatenmark und Instant-Haferflocken hinzufügen und anrösten. Mit Traubensaft sowie Gemüsebrühe ablöschen und das Ganze zugedeckt etwa 20 Minuten köcheln lassen.

3 Die Suppe pürieren und cremig einkochen lassen. Von der Herdplatte ziehen und den Großteil der sauren Sahne einrühren. Die Knoblauchzehe abziehen und dazupressen. Die Suppe mit Pfeffer und Salz abschmecken. Paprikacreme mit einem Klecks saurer Sahne sowie Basilikumblättern und Paprikawürfeln garniert servieren.

Brokkolicremesuppe
Fein und edel

Zubereitungszeit: ca. 40 Minuten

Eine Portion enthält:
134 kcal (561 kJ)	12 g Kohlenhydrate
7 g Eiweiß	4 g Ballaststoffe
6 g Fett	2 mg Cholesterin

Zutaten für 2 Portionen

250 g Brokkoli
Salz
400 ml Gemüsekochwasser
1 EL Pflanzenmargarine
1 kleine Schalotte
1 leicht gehäufter EL Mehl
50 ml fettarme Milch
Instant-Gemüsebrühpulver
weißer Pfeffer, geriebene Muskatnuss
1 EL saure Sahne (25 g)

TIPP

Statt saurer Sahne können Sie auch geröstete Weißbrotwürfel auf die Suppe geben. Und statt Brokkoli eignen sich auch Blumenkohl oder Kohlrabi für diese feine Suppe.

Zubereitung

1 Den Brokkoli putzen und in Röschen teilen. Die Strünke häuten und in kleine Stücke schneiden. Das Gemüse in Salzwasser sehr weich kochen. Abgießen, das Gemüsekochwasser auffangen. Das Gemüse in einen Mixer geben und fein pürieren, dabei durch die Öffnung etwa 100 ml Gemüsekochwasser hinzugießen.

2 Die Margarine einem Topf erhitzen. Die Schalotte abziehen, fein wiegen und darin glasig dünsten. Das Mehl darüberstäuben und unter Rühren hell anschwitzen. Topf vom Herd nehmen und die Milch einrühren. Die Mehlschwitze mit dem restlichen Gemüsekochwasser ablöschen und den Topf wieder auf die Herdplatte setzen. Mit einem Schneebesen so lange rühren, bis eine glatte Sauce entstanden ist. Bei milder Hitze etwa 5 Minuten durchköcheln lassen, damit der Mehlgeschmack verschwindet. Mit Instant-Gemüsebrühpulver, Pfeffer und Muskat würzen.

3 Das Brokkolipüree hinzugeben, das Ganze nochmals aufkochen lassen, dann servieren. Auf jede Portion einen Klecks saure Sahne setzen.

Grünkern-Spinat-Suppe
Kernig und vollwertig

Zubereitungszeit: ca. 40 Minuten

Eine Portion enthält:
135 kcal (565 kJ)	17 g Kohlenhydrate
5 g Eiweiß	4 g Ballaststoffe
5 g Fett	1 mg Cholesterin

Zutaten für 4 Portionen
80 g Grünkern (Rohgewicht)
1 kleine Zwiebel
1 Knoblauchzehe
20 g Pflanzenmargarine
1 gehäufter EL Mehl (20 g)
700 ml Gemüsebrühe (Würfel oder Instantpulver)
300 g Spinat (TK)
weißer Pfeffer, geriebene Muskatnuss, Salz

Zubereitung

1 Den Grünkern knapp mit Wasser bedeckt etwa 15 Minuten zugedeckt garen.

2 In der Zwischenzeit die Zwiebel sowie den Knoblauch abziehen und fein wiegen. Die Margarine in einem weiten Topf erhitzen und die Zwiebel sowie den Knoblauch darin glasig dünsten. Den Topf vom Herd nehmen und das Mehl einstäuben. Unter Rühren erneut erhitzen und hell anschwitzen. Wieder vom Herd nehmen und etwas von der Brühe mit dem Schneebesen einrühren. Erneut erhitzen und unter Rühren nach und nach die gesamte Brühe zugeben. Aufkochen lassen.

3 Den Spinat in den Topf geben, unter Rühren auftauen lassen und aufkochen. Die Suppe mit dem Passierstab pürieren und mit Pfeffer, Muskat sowie Salz abschmecken.

4 Die gegarten Grünkernkörner abgießen und unter die Suppe mischen.

Cremige Selleriesuppe
Fein und ausgefallen

Zubereitungszeit: ca. 45 Minuten	
Eine Portion enthält:	
193 kcal (808 kJ)	7 g Kohlenhydrate
4 g Eiweiß	5 g Ballaststoffe
16 g Fett	33 mg Cholesterin

Zutaten für 6 Portionen
- 600 g Knollensellerie
- 1 Zwiebel (100 g)
- 25 g Olivenöl
- 500 ml Gemüsebrühe (Würfel oder Instantpulver)
- 1 Becher Sahne (200 g)
- 250 ml fettarme Milch
- Pfeffer aus der Mühle
- geriebene Muskatnuss
- Salz
- ein paar Tropfen Zitronensaft
- 2 Stangen Staudensellerie mit Grün (125 g)
- etwas Pflanzenmargarine (5 g)
- ein Schuss kohlensäurehaltiges Mineralwasser

> **TIPP**
> Für diese köstliche Suppe lohnt sich die Zugabe von Sahne.

Zubereitung

1 Den Sellerie waschen, abbürsten, schälen und in Würfel schneiden.

2 Die Zwiebel abziehen und fein würfeln. Beides im heißen Olivenöl rundherum etwa 4 Minuten anschwitzen. Mit Brühe aufgießen und das Gemüse zugedeckt etwa 15 bis 20 Minuten köcheln lassen, bis der Sellerie ganz weich ist.

3 Von der Sahne 50 g für die Garnitur abnehmen und beiseitestellen, die restlichen 150 g Sahne sowie die Milch zum Gemüse geben, alles aufkochen und mit dem Passierstab fein pürieren. Mit Pfeffer, Muskat, Salz sowie Zitronensaft abschmecken.

4 Den Staudensellerie waschen, putzen, die Blätter für die Garnitur abschneiden, grob hacken und beiseitelegen. Die Stangen in dünne Scheiben schneiden und kurz in Margarine andünsten. Auf sechs vorgewärmte Teller oder Suppentassen verteilen.

5 Die Suppe nochmals erhitzen, die beiseitegestellte Sahne mit dem Mixer aufschlagen, zusammen mit etwas Mineralwasser untermengen, das Ganze im Topf mit dem Passierstab nochmals aufschlagen und die Suppe auf die Teller oder Tassen verteilen. Mit Staudenselllerieblättchen garnieren.

VEGETARISCHE HAUPTMAHLZEITEN

Kerniges Mangold-Gratiné
Herzhaft und fein

Zubereitungszeit: ca. 20 Minuten
Backzeit: ca. 25 Minuten

Eine Portion enthält:
247 kcal (1033 kJ)	11g Kohlenhydrate
13 g Eiweiß	6 g Ballaststoffe
16 g Fett	37 mg Cholesterin

Zutaten für 4 Portionen

1 kg Mangold
50 g kernige Haferflocken
Cayennepfeffer, Salz
Öl für die Form
100 g Roquefortkäse
80 ml fettarme Milch
80 g Sahne
schwarzer Pfeffer aus der Mühle

Zubereitung

1 Den Mangold putzen, die Blätter von den Stielen schneiden. Die Stiele 8 Minuten, die Blätter ca. 2 Minuten in kochendem Salzwasser blanchieren. Gut abtropfen lassen.

2 Die Haferflocken in einer beschichteten Pfanne ohne Fettzugabe anrösten. Mit Salz und Cayennepfeffer würzen.

3 Eine flache Gratinform mit Öl ausfetten. Die Mangoldstiele und -blätter in die Form legen, den Roquefort darüberbröseln. Den Backofen auf 200 °C vorheizen.

4 Die Milch mit der Sahne verrühren. Mit Salz, schwarzem Pfeffer und Cayennepfeffer kräftig abschmecken. Die Sauce über das Gemüse gießen und mit gerösteten Haferflocken bestreuen. Auf der mittleren Einschubleiste etwa 25 Minuten überbacken.

Champignons mit Kräuterfüllung
Einfach und herzhaft

Zubereitungszeit: ca. 25 Minuten
Backzeit: ca. 10 Minuten

Eine Portion enthält:
300 kcal (1255 kJ)	6 g Kohlenhydrate
14 g Eiweiß	8 g Ballaststoffe
24 g Fett	14 mg Cholesterin

Zutaten für 2 Portionen

Für die gefüllten Champignons:

4 große Champignons (à 100 g)
1 kleine Zwiebel
½ Knoblauchzehe
2 EL kernige Haferflocken
1 EL Pflanzenöl
1 kleine Tomate
50 g rote Paprikaschote
gemischte Kräuter, weißer Pfeffer, Salz
30 g geriebener Käse (30 % Fett i. Tr.)
1 EL Margarine

Für den Salat:

75 g Feldsalat
½ TL Zitronensaft
2 EL Pflanzenöl
2 EL Weißweinessig
1 TL milder Senf
2 EL Gemüsebrühe (Instantpulver)
weißer Pfeffer, Salz
2 EL gemischte Kräuter, fein gewiegt

Zubereitung

1 Die Champignons putzen und die Stiele herausdrehen. Die Champignonstiele würfeln. Die Zwiebel und den Knoblauch abziehen, sehr fein wiegen und zusammen mit den Haferflocken im Öl andünsten.

2 Die Tomate und Paprikaschote waschen, putzen, fein würfeln und untermischen. Die Füllung mit Kräutern, Pfeffer und Salz würzen, abschmecken und die Hälfte des geriebenen Käses unterheben. Den Backofen auf 200 °C vorheizen.

3 Die Champignonköpfe mit Margarine bestreichen und in eine Auflaufform setzen. Die Füllung auf die Champignons verteilen und den restlichen Käse darüber streuen. Die Pilze in den Backofen schieben und auf der zweituntersten Einschubleiste etwa 10 Minuten überbacken.

4 In der Zwischenzeit den Salat waschen und verlesen. Aus den übrigen Zutaten eine Vinaigrette anrühren. Die noch warmen Champignons auf dem Salatbett anrichten und die Vinaigrette dazu reichen.

Pikante Pfannkuchen
Fein gefüllt, ohne Eigelb

Zubereitungszeit: ca. 45 Minuten	
Eine Portion enthält:	
366 kcal (1532 kJ)	5 g Kohlenhydrate
19 g Eiweiß	12 g Ballaststoffe
14 g Fett	7 mg Cholesterin

Zutaten für 2 Portionen
Für den Teig:
50 g Haferkleieflocken
2 EL Weizenvollkornmehl
175 ml fettarme Milch
1 Eiweiß (Gewichtsklasse M)
Salz
1 EL Pflanzenöl

Für die Füllung:
1 kleine Stange Lauch
100 g rote Paprikaschote
50 g Champignons
1 Schalotte
125 g Sojabohnensprossen (aus dem Glas)
1 EL Pflanzenöl
1 EL Zitronensaft
2 EL Sojasauce
Pfeffer, geriebene Muskatnuss, Gemüsebrühe (Instantpulver)
2 EL Petersilie, fein gewiegt
2 EL Haferkleieflocken

Zubereitung

1 Für den Teig die Haferkleieflocken und das Mehl in eine Schüssel geben und gut vermengen. Milch, Eiweiß, Salz und Öl unterrühren, den Teig kurz quellen lassen.

2 Inzwischen das Gemüse sowie die Pilze waschen und putzen. Die Schalotte abziehen und fein würfeln, die Sojasprossen abgießen, kurz abbrausen, gut abtropfen lassen und klein schneiden.

3 Das Öl in einer beschichteten Pfanne erhitzen und das Gemüse mit dem Zitronensaft darin rundherum andünsten. Etwa 15 Minuten zugedeckt garen. Mit Sojasauce, Gewürzen, Instantbrühpulver und Kräutern würzen und die Haferfleieflocken untermischen. Das Gemüse warm stellen.

4 In einer zweiten beschichteten Pfanne das Öl erhitzen und aus dem Teig zwei Pfannkuchen backen. Die Pfannkuchen auf jeweils einen Teller gleiten lassen und das Gemüse darauf verteilen. Zur Hälfte überklappen und servieren.

Paprika-Schiffchen
Vollwertig und vegetarisch

Zubereitungszeit: ca. 25 Minuten
Garzeit: ca. 30 Minuten

Eine Portion enthält:
314 kcal (1314 kJ)	25 g Kohlenhydrate
15 g Eiweiß	12 g Ballaststoffe
16 g Fett	18 mg Cholesterin

Zutaten für 4 Portionen

- 4 rote Paprikaschoten (600 g)
- 150 g Champignons
- 2 Zwiebeln
- 2 EL Pflanzenöl
- 400 g Tomaten
- 1 gelbe Paprikaschote (150 g)
- 100 g kernige Haferflocken
- 1 Bund Petersilie, fein gewiegt
- 1 Knoblauchzehe, fein gewiegt
- Pfeffer, Salz
- Öl für die Form
- 300 ml Gemüsebrühe (Würfel oder Instantpulver)
- 100 g geriebener Emmentaler

Zubereitung

1 Die Paprikaschoten waschen, der Länge nach halbieren und die Kerne entfernen.

2 Für die Füllung die Pilze säubern und klein schneiden. Die Zwiebeln abziehen, fein würfeln und zusammen mit den Champignons im Öl dünsten.

3 Die Tomaten waschen, trocken tupfen, vom Stielansatz befreien, kreuzweise einschneiden, überbrühen und enthäuten. Aushöhlen und das feste Fleisch fein würfeln.

4 Die gelbe Paprikaschote waschen, halbieren, entkernen und in feine Streifen schneiden. Zusammen mit Tomatenwürfeln und Haferflocken zum Pilz-Zwiebel-Gemisch geben und mit Petersilie, Knoblauch sowie Salz und Pfeffer abschmecken. Den Backofen auf 180 °C vorheizen und eine Auflaufform mit Öl ausstreichen.

5 Die Paprikahälften in die Auflaufform setzen, füllen und mit Gemüsebrühe angießen. Auf der mittleren Einschubleiste backen. Nach 20 Minuten mit Käse bestreuen und weitere 10 Minuten gratinieren.

Vegetarische Hauptmahlzeiten | 83

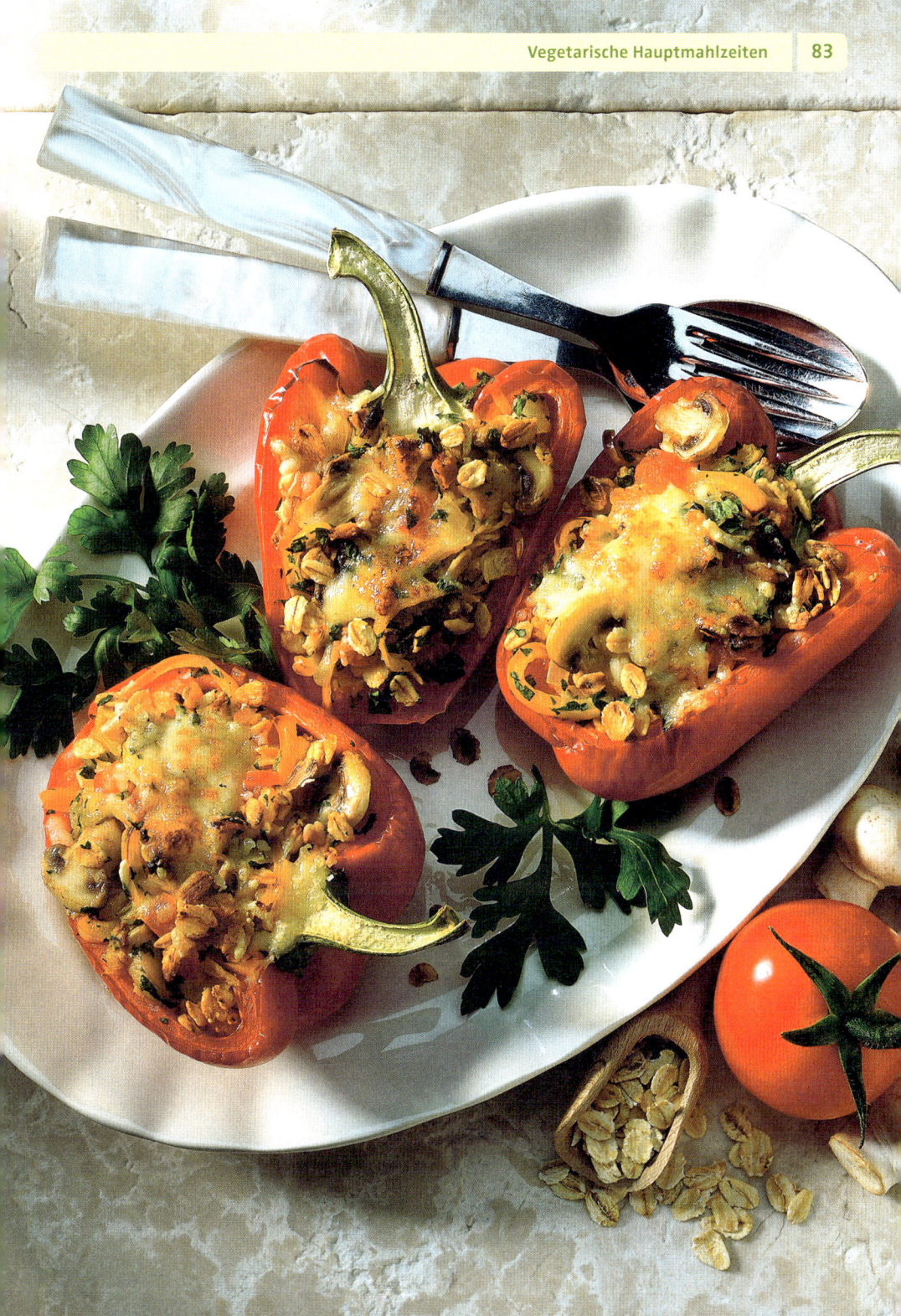

Reispfanne mit Pilzen
Herzhaft und einfach

Zubereitungszeit: ca. 30 Minuten	
Eine Portion enthält:	
412 kcal (1724 kJ)	63 g Kohlenhydrate
10 g Eiweiß	8 g Ballaststoffe
13 g Fett	< 0,5 mg Cholesterin

Zutaten für 4 Portionen

25 g getrocknete Mu-Err-Pilze
300 g Naturreis (Rohgewicht)
200 g Champignons
125 g Austernpilze
1 Zwiebel
1 Knoblauchzehe
2 Karotten
½ Stange Lauch
5 EL Sesamöl
weißer Pfeffer, Koriander, Salz
Petersilie, fein gewiegt

Zubereitung

1 Die Mu-Err-Pilze waschen und in reichlich Wasser etwa 15 Minuten kochen. Den Reis nach Packungsanweisung zubereiten.

2 Inzwischen die Champignons und Austernpilze säubern. Die Champignons in Scheiben und die Austernpilze in mundgerechte Stücke schneiden.

3 Die Zwiebel und die Knoblauchzehe abziehen und klein schneiden. Karotten und Lauch waschen, putzen, die Karotten schälen und in Stifte, den Lauch in feine Ringe schneiden. Die Mu-Err-Pilze abgießen und klein schneiden.

4 Das Öl in einer großen beschichteten Pfanne erhitzen und zunächst das Gemüse darin andünsten. Die Pilze dazugeben und rundherum andünsten. Mit Pfeffer, Koriander und Salz würzen.

5 Den Reis unter die Pilz-Gemüse-Mischung mengen und die Petersilie untermischen.

TIPP

Dazu passt Blattsalat.

Vegetarische Hauptmahlzeiten

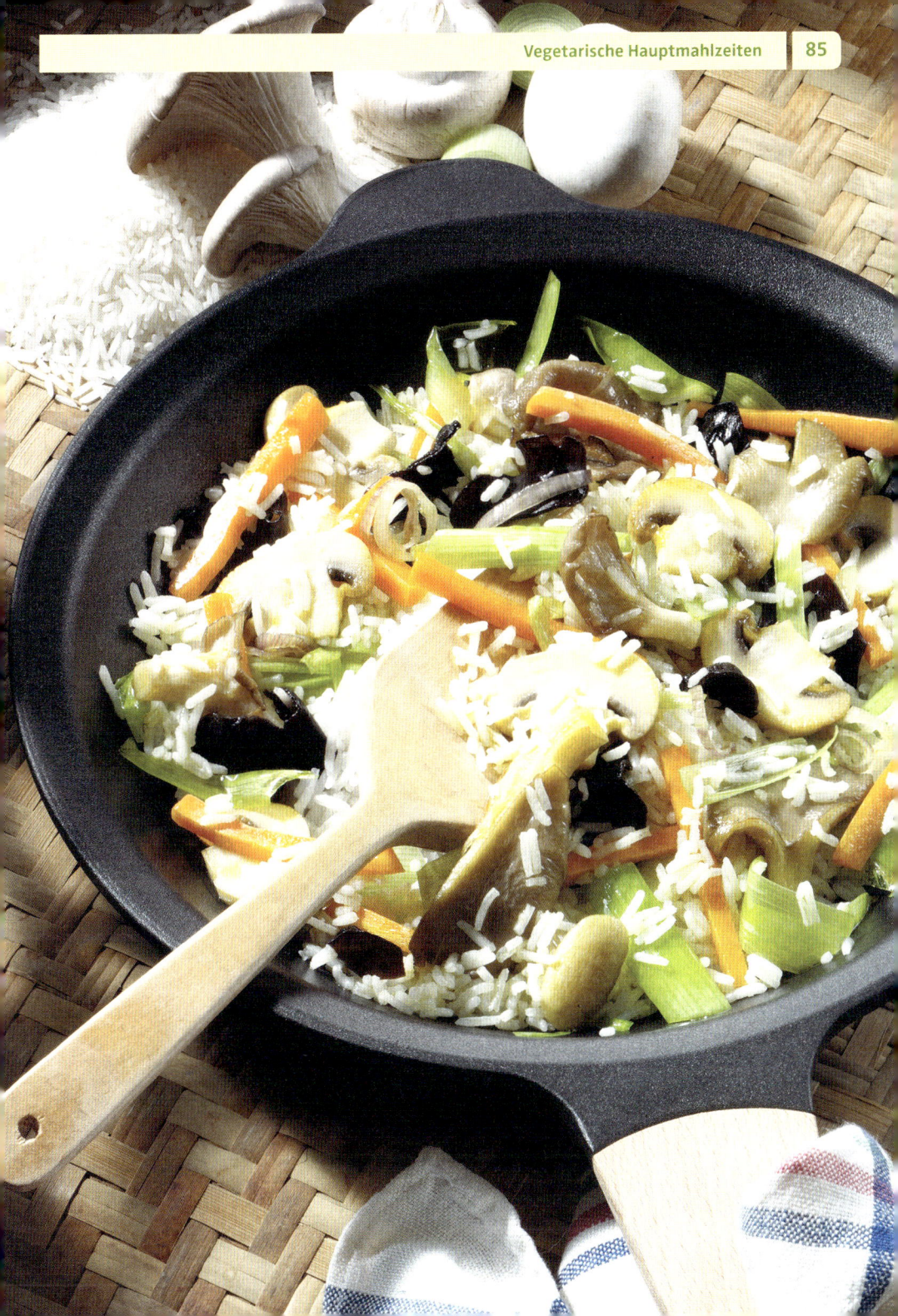

Gemüsegratin „Toscana"
Mediterran und fein

Zubereitungszeit: ca. 20 Minuten
Backzeit: ca. 10 Minuten

Eine Portion enthält:
280 kcal (1171 kJ)	25 g Kohlenhydrate
13 g Eiweiß	5 g Ballaststoffe
14 g Fett	18 mg Cholesterin

Zutaten für 4 Portionen

1 Kochbeutel Zartweizen (125 g)
Salz
1 kleiner Zucchino
1 kleine gelbe Paprikaschote
1 Fleischtomate
25 g mit Paprikamark gefüllte grüne Oliven
1 Zwiebel
1 Knoblauchzehe
2 EL Olivenöl
weißer Pfeffer aus der Mühle
getrocknete Kräuter der Provence
Öl für die Form
100 geriebener Hartkäse (z. B. Pecorino, Emmentaler)

Zubereitung

1 Den Zartweizen nach Packungsanweisung in Salzwasser etwa 10 Minuten kochen.

2 Inzwischen das Gemüse waschen und putzen. Zucchino, Paprika und Tomate fein würfeln. Oliven in Scheiben schneiden. Die Zwiebel sowie den Knoblauch abziehen und fein wiegen.

3 In einer großen beschichteten Pfanne das Öl erhitzen. Zuerst Zwiebel und Knoblauch darin andünsten, dann das restliche Gemüse dazugeben und kurz mitdünsten. Pfeffer, Salz und getrocknete Kräuter untermengen. Den Backofen auf 180 °C vorheizen und eine Auflaufform mit Öl ausstreichen.

4 Den Kochbeutel aus dem Wasser heben, abtropfen lassen, aufreißen und die Weizenkörner zum Gemüse in die Pfanne geben. Alles gut vermengen, in die Form füllen, glatt streichen und mit dem Käse bestreuen. Auf der mittleren Einschubleiste etwa 10 Minuten goldgelb überbacken.

TIPP

Bei Zartweizen handelt es sich um schonend vorgegarte Weizenkörner, die ähnlich wie Reis zubereitet werden, aber dreimal mehr Ballaststoffe als Langkornreis und zweimal mehr als Nudeln haben.

Brokkoli-Blumenkohl-Gratin

Einfach und köstlich

Zubereitungszeit: ca. 40 Minuten
Backzeit: ca. 25 Minuten

Eine Portion enthält:

297 kcal (1243 kJ)	16 g Kohlenhydrate
15 g Eiweiß	8 g Ballaststoffe
18 g Fett	37 mg Cholesterin

Zutaten für 2 Portionen

250 g Brokkoli
250 g Blumenkohl
Salz
Pflanzenmargarine für die Form
1 EL Pflanzenmargarine für die Sauce
1 kleine Schalotte
1 leicht gehäufter EL Mehl (20 g)
50 g Sahne
gut 100 ml Gemüsebrühe (Würfel oder Instantpulver)
weißer Pfeffer, geriebene Muskatnuss
40 g geriebener Bergkäse

TIPP

Dazu passen am besten Salzkartoffeln. Auch Röstkartoffeln oder Bratkartoffeln sind sehr lecker, beachten Sie aber, dass sie viele Fettkalorien mitbringen. Kartoffeln enthalten kein Cholesterin, aber das Bratfett belastet das Kalorienkonto.

Zubereitung

1 Das Gemüse waschen und putzen, in Röschen teilen. Von den faserigen Strünken des Brokkoli die Haut abziehen und die Strünke in mundgerechte Stücke schneiden. Das Gemüse in kochendes Salzwasser geben und etwa 4 Minuten blanchieren. Mit einer Schaumkelle herausnehmen, abtropfen lassen und in eine gefettete Form setzen. Den Backofen auf 200 °C vorheizen.

2 Für die Sauce die Margarine in einem Topf schmelzen. Die Schalotte abziehen, fein würfeln und darin glasig dünsten. Das Mehl darüberstäuben und unter Rühren hell anschwitzen. Topf vom Herd nehmen, das Ganze mit Sahne ablöschen und unter Rühren anschwitzen. Die Brühe einrühren und die Sauce unter Rühren bei milder Hitze etwa 5 Minuten durchköcheln lassen.

3 Die Sauce mit Pfeffer, Muskat und Salz würzen. Die Hälfte des Käses einrühren und die Sauce über dem Gemüse verteilen. Den restlichen Käse darüberstreuen und das Ganze auf der zweituntersten Einschubleiste etwa 20 Minuten überbacken. Die Hitze auf 225 °C erhöhen und das Gemüse noch weitere 5 Minuten gratinieren.

Gefüllte Kartoffeln mit Kräuterquark
Pikant und einfach

Zubereitungszeit: ca. 40 Minuten

Eine Portion enthält:
484 kcal (2025 kJ) 63 g Kohlenhydrate
25 g Eiweiß 7 g Ballaststoffe
13 g Fett 1 mg Cholesterin

Zutaten für 2 Portionen
4 große Kartoffeln (à 200 g)
250 g Magerquark
2–3 EL Sonnenblumen- oder Leinöl
weißer Pfeffer, Salz
3 EL frische Kräuter, fein gewiegt
(Schnittlauch, Dill, Petersilie, Kresse)
½ TL Kümmel, geschrotet
1 Stück Paprikaschote, gelb oder rot

Zubereitung

1 Die Kartoffeln waschen, abbürsten und knapp mit Wasser bedeckt etwa 25 Minuten garen. Inzwischen den Quark mit dem Öl cremig rühren und mit Pfeffer und Salz würzen. Die Masse teilen und in eine Hälfte die Kräuter mischen, die andere mit Kümmel würzen.

2 Die Paprika fein würfeln und in den Kümmelquark mischen.

3 Die Kartoffeln abgießen, den oberen Teil flach abschneiden und die Kartoffeln leicht aushöhlen. Etwas Quark einfüllen. Das ausgehöhlte Kartoffelfleisch und den restlichen Quark dazu servieren.

TIPP
Dazu passt gemischter Salat.

Vegetarische Hauptmahlzeiten 89

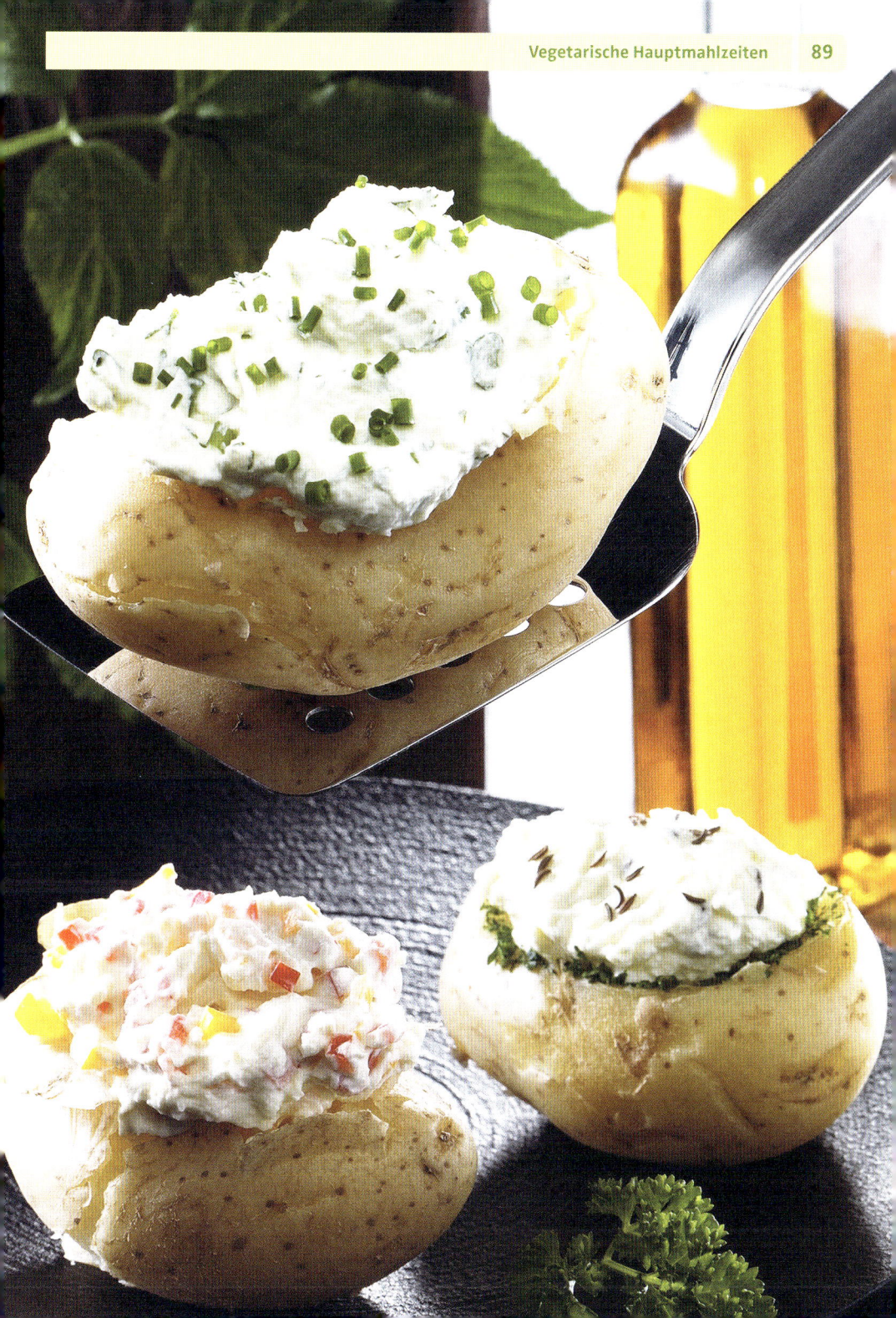

FISCH

Bratheringe selbstgemacht
Erstklassig und einfach

Zubereitungszeit: ca. 30 Minuten
Zeit zum Durchziehen: mindestens 3 Tage

Eine Portion enthält:
421 kcal (1761 kJ)	5 g Kohlenhydrate
15 g Eiweiß	1 g Ballaststoffe
37 g Fett	90 mg Cholesterin

Zutaten für 4 Portionen

4 grüne Heringe (à 150 g, ausgenommen)
weißer Pfeffer, Salz
3 EL Mehl
4 EL Sojaöl
250 ml Wasser
250 ml Weißweinessig
2 Zwiebeln
1 Chilischote
2 Lorbeerblätter
1 TL Senfkörner
1 TL schwarze Pfefferkörner
3 Wacholderbeeren
2 Nelken
1 EL Zucker

Zubereitung

1 Die Heringe kalt abspülen, trocken tupfen, innen und außen mit Pfeffer sowie Salz würzen, dann in Mehl wenden.

2 Das Öl in einer großen beschichteten Pfanne erhitzen und die Fische darin von beiden Seiten goldbraun braten. Auf Küchenkrepp abtropfen lassen.

3 Für die Marinade Wasser und Essig in einem Topf erhitzen. Die Zwiebeln abziehen, in Scheiben schneiden und dazugeben. Chilischote waschen, putzen, längs halbieren, entkernen, in Stücke schneiden und zusammen mit den Gewürzen sowie dem Dill hinzugeben. Das Ganze aufkochen, abkühlen lassen und in ein Porzellangefäß geben. Die Heringe einlegen und zugedeckt mindestens 3 Tage darin ziehen lassen.

TIPP

Dazu passen am besten Pellkartoffeln oder Brot. Servieren Sie dazu noch einen kleinen Salat.

Seezungenröllchen Florentiner Art
Fein und leicht

Zubereitungszeit: ca. 40 Minuten

Eine Portion enthält:
260 kcal (1088 kJ)
44 g Eiweiß
8 g Fett
2 g Kohlenhydrate
4 g Ballaststoffe
125 mg Cholesterin

Zutaten für 2 Portionen
4 kleine Seezungenfilets (ca. 375 bis 400 g)
Salz
Pflanzenöl für die Form
250 g frischer Blattspinat
2 Schalotten
2 kleine Knoblauchzehen
1 TL Sonnenblumenöl
3 EL Gemüsefond (ersatzweise Gemüsebrühe aus Instantpulver)
weißer Pfeffer, geriebene Muskatnuss
100 ml Fischfond
50 ml trockener Weißwein
Gemüsebrühe (Instantpulver),
Zitronenpfeffer
1 EL saure Sahne

Zubereitung

1 Die Fischfilets kalt abspülen, trocken tupfen und leicht salzen. Eine kleine hitzefeste Form mit Öl ausstreichen und den Backofen auf 80 °C vorheizen. Die Fischfilets aufrollen und mit Zahnstochern feststecken. Nebeneinander in die Form setzen, mit Alufolie abdecken und im Backofen auf der mittleren Einschubleiste etwa 25 Minuten garen.

2 Inzwischen den Spinat waschen und die Stiele entfernen. Die Schalotten sowie den Knoblauch abziehen und fein wiegen. Die Hälfte im Öl kurz andünsten, den Spinat dazugeben und zusammenfallen lassen. Den Gemüsefond bzw. die Brühe unterrühren und das Ganze mit Muskat, Pfeffer und Salz würzen.

3 Für die Sauce die restlichen Schalotten und den Knoblauch zusammen mit dem Fischfond sowie dem Wein in einem Töpfchen erhitzen und offen auf zwei Drittel einkochen lassen. Die Instantbrühe einrühren und die Sauce mit Zitronenpfeffer würzen. Vom Herd nehmen und die saure Sahne einrühren. Die Sauce über die Fischröllchen verteilen und zusammen mit dem Spinat servieren.

Fischgratin
Herzhaft und fein

Zubereitungszeit: ca. 30 Minuten
Backzeit: ca. 15 Minuten

Eine Portion enthält:
400 kcal (1690 kJ)	50 g Kohlenhydrate
32 g Eiweiß	7 g Ballaststoffe
8 g Fett	42 mg Cholesterin

Zutaten für 2 Portionen

100 g Naturreis (Rohgewicht)
Salz
200 g Rotbarschfilet
Saft einer Zitrone
1 Karotte
250 ml Gemüsebrühe (Würfel oder Instantpulver)
6 EL Instant-Haferflocken (Schmelzflocken)
1 EL mittelscharfer Senf
weißer Pfeffer
½ Bund Schnittlauch

Zubereitung

1 Den Reis in reichlich kochendem Salzwasser 20 Minuten garen. Inzwischen die Fischfilets waschen, trocken tupfen, salzen, in breite Streifen schneiden und mit Zitronensaft beträufeln.

2 Die Karotte waschen, putzen, schälen und in sehr kleine Würfel schneiden. In wenig kochendem Salzwasser 5 Minuten garen. Abgießen.

3 Die Gemüsebrühe erhitzen, Instant-Haferflocken einrühren. Mit Senf, Pfeffer und Salz abschmecken. Den Reis abgießen und ausdampfen lassen. Den Backofen auf 200 °C vorheizen.

4 Den Schnittlauch waschen und in Röllchen schneiden. Reis, Fisch und Sauce in eine Auflaufform geben, die Karottenwürfel darüber verteilen. Auflauf im vorgeheizten Backofen auf zweitunterster Einschubleiste etwa 15 Minuten backen. Mit Schnittlauch bestreut servieren.

Heringssalat mit Salzkartoffeln
Klassisch und köstlich

Zubereitungszeit: ca. 20 Minuten
Zeit zum Durchziehen: 2 Stunden bis über Nacht

Eine Portion enthält:
359 kcal (1502 kJ)   30 g Kohlenhydrate
16 g Eiweiß   4 g Ballaststoffe
19 g Fett   49 mg Cholesterin

Zutaten für 4 Portionen
250 g Bismarckheringsfilets, Rollmops oder Matjesfilets
125 g Gewürzgurken
100 g Zwiebeln
1 kleiner rotschaliger Apfel (100 g)
2 EL Zitronensaft
125 g saure Sahne
100 g gerührter Magermilchjoghurt
1 EL geriebener Meerrettich aus dem Glas
2 EL Weißweinessig
weißer Pfeffer, Salz
2 EL Sonnenblumenöl
1 Bund Dill
600 g Kartoffeln

Zubereitung

1 Die Heringsfilets quer in mundgerechte Stücke schneiden und in eine Schüssel geben. Die Gewürzgurken fein würfeln. Die Zwiebeln abziehen und in feine Ringe schneiden. Den Apfel waschen, vierteln, das Kerngehäuse entfernen und das Fruchtfleisch in dünne Scheiben schneiden. Alles zu den Fischstreifen geben.

2 Den Zitronensaft zusammen mit saurer Sahne, Joghurt, Meerrettich, Essig und Öl verrühren, die Sauce mit Pfeffer sowie wenig Salz abschmecken und darübergeben. Alles locker miteinander vermengen.

3 Den Dill waschen, trocken tupfen, die groben Stängel entfernen und die zarten Zweige mit den Fähnchen fein wiegen. Unter den Heringssalat mischen. Den Salat zugedeckt mindestens 2 Stunden durchziehen lassen, besser noch über Nacht.

4 Die Kartoffeln waschen, schälen und in Stücke schneiden. Knapp mit Salzwasser bedeckt etwa 25 Minuten garen, dann abgießen und zum Heringssalat servieren.

Wolfsbarsch in Pergament mit Ratatouille

Mediterran und ganz einfach

Zubereitungszeit: ca. 30 Minuten
Backzeit: ca. 30 Minuten

Eine Portion enthält:
300 kcal (1255 kJ)   8 g Kohlenhydrate
40 g Eiweiß   5 g Ballaststoffe
11 g Fett   76 mg Cholesterin

Zutaten für 4 Portionen

Für den Fisch:
2 ganze Wolfsbarsche, küchenfertig ausgenommen (à ca. 450 g, verzehrbarer Anteil insgesamt ca. 800 g)
Meersalz
etwas Olivenöl
Zitronensaft
weißer Pfeffer, Paprikapulver edelsüß
1 kleine Knoblauchzehe, fein gewiegt
frischer Thymian und Petersilie, fein gewiegt
2 Bögen Pergamentpapier

Für die Ratatouille:
200 g Zucchini
200 g Aubergine
200 g Kirschtomaten
150 gelbe Paprikaschoten
2 Schalotten
2 Knoblauchzehen
1 Packung stückige Tomaten (500 g)
getrockneter Rosmarin, Thymian
Gemüsebrühe (Instantpulver) und Zucker zum Abschmecken

Zubereitung

1 Die Wolfsbarsche innen und außen kalt abbrausen, mit Küchenkrepp trocken tupfen, innen und außen mit Meersalz einreiben und die Oberseite dreimal leicht schräg einschneiden. Innen mit etwas Olivenöl beträufeln und in die Bauchhöhle etwas Zitronensaft sowie die Kräuter und Gewürze geben.

2 Für die Ratatouille das Gemüse waschen und putzen. Zucchini, Aubergine, Kirschtomaten und Paprikaschote halbieren. Zucchini und Auberginen in Scheiben schneiden.

3 Die Schalotten und den Knoblauch abziehen. Schalotten in schmale Spalten, Knoblauch in Scheiben schneiden. Paprikaschote in mundgerechte Stücke schneiden.

4 Das Olivenöl erhitzen, Gemüse, Zwiebeln sowie Knoblauch dazugeben und andünsten. Stückige Tomaten dazugeben, das Ganze aufkochen und zugedeckt etwa zehn Minuten garen. Den Backofen auf 175 °C vorheizen.

5 Das Pergamentpapier einölen, jeweils einen Fisch auf einen Bogen Papier legen, locker einschlagen und im vorgeheizten Backofen mindestens 30 Minuten garen.

6 Die Fische aus dem Ofen nehmen und zusammen mit der Ratatouille servieren.

TIPP
Dazu schmeckt Vollkornbaguette.

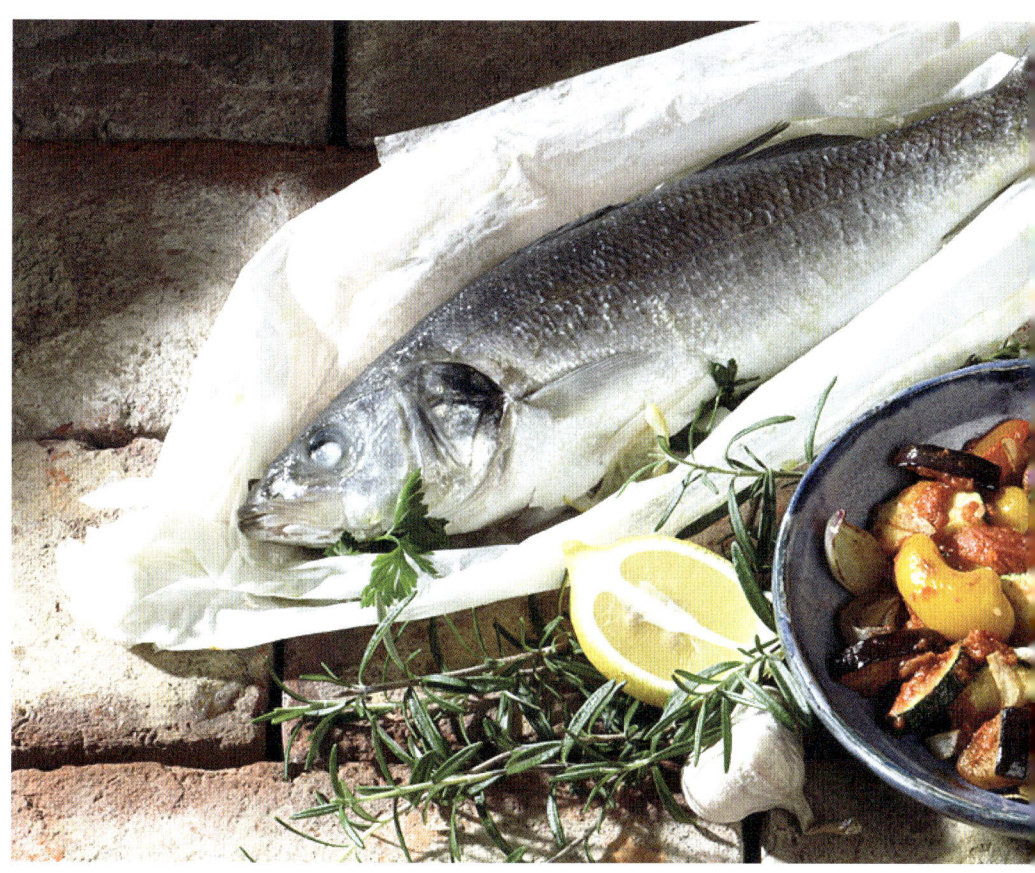

Rotbarschfilets in Folie
Würzig und fein

Zubereitungszeit: ca. 20 Minuten
Backzeit: ca. 30 Minuten

Eine Portion enthält:
444 kcal (1858 kJ) | 13 g Kohlenhydrate
44 g Eiweiß | 6 g Ballaststoffe
23 g Fett | 88 mg Cholesterin

Zutaten für 2 Portionen
375 g Rotbarschfilets, küchenfertig
Zitronensaft, Salz
300 g rote Paprikaschote
1 kleine Zwiebel
1 kleine Knoblauchzehe
2 EL Olivenöl
weißer Pfeffer
Paprikapulver edelsüß
frischer Thymian, Estragon und Rosmarin, fein gewiegt
Öl für die Folie
30 g geriebener Parmesan oder Pecorino
50 g saure Sahne
2 EL Tomatenmark (ca. 40 g)
1–2 EL Semmelbrösel

TIPP
Dazu passt Naturreis oder Kartoffelpüree und Blattsalat.

Zubereitung

1 Die Fischfilets kalt abspülen, trocken tupfen und der Länge nach durchschneiden, sodass dünne Scheiben entstehen. Mit Zitronensaft einreiben und etwas durchziehen lassen. Wieder abtupfen und leicht salzen.

2 Die Paprikaschoten waschen, putzen, entkernen und in kleine Würfel schneiden. Die Zwiebel sowie den Knoblauch abziehen und fein wiegen. Das Öl in einer großen beschichteten Pfanne erhitzen und das Gemüse darin andünsten. Mit Pfeffer, Paprika sowie Salz würzen und die Kräuter untermengen. Zwei Stücke extrastarke Alufolie zurechtschneiden. Den Backofen auf 200 °C vorheizen.

3 Die Folienstücke mit Öl einstreichen und das Gemüse darauf verteilen. Die Fischfilets darauflegen. Den Käse mit saurer Sahne, Tomatenmark sowie Semmelbröseln verrühren und die Masse auf den Fischfilets verteilen. Die Folie oben locker zusammennehmen und rundherum zusammenfalten. Die Folienpäckchen auf ein Backblech legen und das Ganze auf der mittleren Einschubleiste 25 bis 30 Minuten garen.

Kabeljau „unter der Haube"

Pikant und einfach

Zubereitungszeit: ca. 15 Minuten
Backzeit: ca. 25 Minuten

Eine Portion enthält:

440 kcal (1841 kJ)	15 g Kohlenhydrate
44 g Eiweiß	4 g Ballaststoffe
22 g Fett	61 mg Cholesterin

Zutaten für 2 Portionen

350 g Kabeljaufilets, küchenfertig
Zitronensaft
weißer Pfeffer, Salz
50 g Ajvar (Paprika-Würzpaste aus dem Glas)
250 g stückige Tomaten aus der Dose (Pizza-Tomaten)
ein paar Tropfen Tabasco nach Geschmack
½ Bund Frühlingszwiebeln
2 EL Olivenöl
frisches Basilikum, fein gewiegt
1 Eiweiß
30 g Sonnenblumenkerne, grob gewiegt
30 g geriebener Hartkäse (Parmesan oder Pecorino)
2 EL Semmelbrösel

Zubereitung

1 Die Fischfilets kalt abspülen, trocken tupfen und rundherum mit Zitronensaft einreiben. Kurz durchziehen lassen. Wieder abtupfen, mit Pfeffer und Salz würzen.

2 Den Ajvar unter die Tomatenstücke rühren. Nach Geschmack mit Tabasco würzen. Die Mischung in einer länglichen Auflaufform verteilen.

3 Die Lauchzwiebeln waschen, putzen und in 5 cm lange Stücke schneiden. Etwas Öl in einer beschichteten Pfanne erhitzen und die Lauchzwiebeln darin andünsten. Dann auf der Tomatensauce verteilen und das Basilikum darüberstreuen. Den Backofen auf 180 °C vorheizen.

4 Die Fischfilets in der Form verteilen und mit dem restlichen Öl bestreichen. Das Eiweiß halbsteif schlagen, Sonnenblumenkerne, Käse und Semmelbrösel untermengen und die Masse auf die Fischfilets streichen. Das Ganze auf der zweituntersten Einschubleiste etwa 25 Minuten backen.

TIPP

Dazu passen schmale Bandnudeln (eifrei, möglichst aus Vollkornmehl) und Salat.

Fisch-Curry
Exotisch und würzig

Zubereitungszeit: ca. 30 Minuten	
Eine Portion enthält:	
450 kcal (1884 kJ)	61 g Kohlenhydrate
27 g Eiweiß	5 g Ballaststoffe
11 g Fett	38 mg Cholesterin

Zutaten für 2 Portionen
125 g Basmatireis (Rohgewicht)
1 kleine rote Zwiebel (25 g)
1 Karotte (150 g)
1 kleiner säuerlicher Apfel
250 g Kabeljaufilet
2 EL Zitronensaft
1–2 EL Sojaöl
weißer Pfeffer, Currypulver, Salz
1 TL Zucker
50 ml Apfelsaft
1 Msp. Weizenstärke
1 TL gehackte Pistazien
Petersilie, fein gewiegt

Zubereitung

1 Den Reis nach Packungsanweisung zubereiten. Inzwischen die Zwiebel abziehen und fein würfeln. Die Karotten waschen, putzen, schälen und in feine Stifte schneiden. Den Apfel waschen, vierteln, entkernen und in Spalten schneiden.

2 Die Fischfilets kalt abspülen, trocken tupfen, mit Zitronensaft einreiben und in mundgerechte Stücke schneiden.

3 Das Öl in einer beschichteten Pfanne erhitzen, Zwiebeln und Karotten darin etwa 5 Minuten dünsten, dann die Apfelspalten und Fischstücke hinzugeben. Das Ganze mit Pfeffer, Curry, Salz sowie Zucker würzen.

4 Den Apfelsaft dazugeben und das Fisch-Curry zugedeckt bei milder Hitze 8 bis 10 Minuten garen. Dann die Stärke einrühren.

5 Die Pistazien unter den Reis mischen. Das Fisch-Curry mit Reis anrichten und mit Petersilie bestreuen.

> **TIPP**
>
> Dazu passt gemischter Salat.

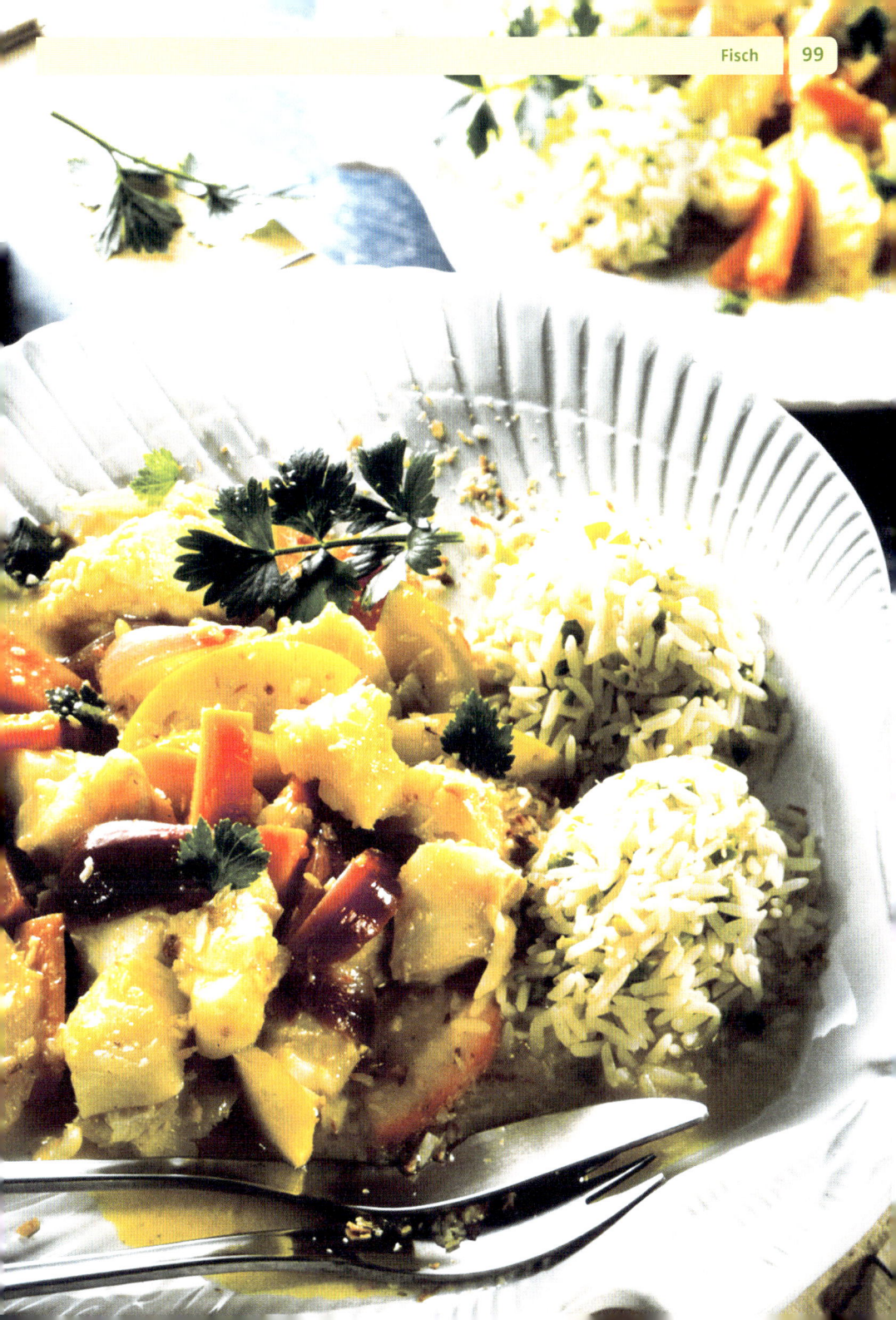

Makrelen auf Prinzess-Bohnen

Einfach und köstlich

Zubereitungszeit: ca. 20 Minuten
Backzeit: ca. 20 Minuten

Eine Portion enthält:
- 517 kcal (2163 kJ)
- 38 g Eiweiß
- 35 g Fett
- 11 g Kohlenhydrate
- 6 g Ballaststoffe
- 143 mg Cholesterin

Zutaten für 2 Portionen

- 250 g Makrelenfilets, küchenfertig
- Zitronensaft
- Salz
- 1 Schalotte
- 1 Knoblauchzehe
- 2 EL Olivenöl
- 400 g Prinzess-Bohnen (TK, junge grüne Bohnen)
- 1 EL frisches Bohnenkraut, fein gewiegt
- 1 EL Thymian, fein gewiegt
- schwarzer Pfeffer aus der Mühle
- 50 ml Gemüsebrühe (Würfel oder Instantpulver)
- 100 g Mozzarella in dünnen Scheiben

Zubereitung

1 Die Makrelenfilets kalt abspülen, trocken tupfen und quer in Stücke schneiden. In Zitronensaft kurz marinieren, dann abtupfen und leicht salzen.

2 Die Schalotte und den Knoblauch abziehen, fein würfeln und im heißen Öl anbraten. Die Bohnen, die Kräuter sowie den Pfeffer dazugeben und das Gemüse unter gelegentlichen Wenden etwa 5 Minuten andünsten. Die Brühe untermischen und das Ganze weitere 5 Minuten garen. Inzwischen den Backofen auf 180 °C vorheizen.

3 Das Bohnengemüse in eine flache hitzefeste Form geben, darauf die Fischstücke verteilen. Den Käse darüberlegen und das Ganze zugedeckt auf der zweituntersten Einschubleiste etwa 20 Minuten backen.

TIPP

Dazu passen Salzkartoffeln oder Kartoffelpüree.

Heringsröllchen mit Gemüse
Einfach und fein

Zubereitungszeit: ca. 20 Minuten
Backzeit: ca. 20 Minuten

Eine Portion enthält:
515 kcal (2155 kJ)	11 g Kohlenhydrate
34 g Eiweiß	7 g Ballaststoffe
36 g Fett	100 mg Cholesterin

Zutaten für 2 Portionen
4 Heringsfilets (ca. 300 g)
Zitronensaft
Salz, weißer Pfeffer
4 TL mittelscharfer Senf
1 Bund Dill
400 g Gemüse (Zwiebel, Karotten, Lauch, Sellerie, Zucchini)
2 EL Olivenöl
1 EL getrockneter Thymian
50 g Feta, 40 % F. i. Tr.

Zubereitung
1 Die Fischfilets kalt abspülen, trocken tupfen und mit Zitronensaft einreiben. Kurz durchziehen lassen, dann wieder abtupfen und mit Salz sowie Pfeffer würzen. Die Innenseite mit Senf bestreichen. Den Dill waschen, trocken schütteln, die groben Stiele entfernen und die zarten Zweige mit den Fähnchen fein wiegen. Auf den Senf streuen und die Fischfilets aufrollen. Mit Zahnstochern feststecken.

2 Das Gemüse waschen, putzen, je nach Sorte schälen, dann klein schneiden. Den Backofen auf 180 °C vorheizen und eine hitzefeste Form mit etwas Öl ausstreichen.

3 Das restliche Öl in einem weiten Topf erhitzen und das Gemüse darin etwa 15 Minuten andünsten. Mit Pfeffer sowie Salz würzen und den Thymian untermischen.

4 Das Gemüse in die Form füllen und dazwischen die Heringsröllchen setzen. Den Feta in sehr kleine Würfel schneiden und darüber verteilen. Das Ganze zugedeckt auf der zweituntersten Einschubleiste etwa 20 Minuten garen.

TIPP
Dazu passen sehr gut Ofen- oder Salzkartoffeln.

FLEISCH

Pichelsteiner Eintopf
Klassisch, für Gäste

Zubereitungszeit: ca. 2 Stunden	
Eine Portion enthält:	
367 kcal (1536 kJ)	28 g Kohlenhydrate
22 g Eiweiß	10 g Ballaststoffe
18 g Fett	67 mg Cholesterin

Zutaten für 6 Portionen

500 g mageres Rindfleisch (oder je 250 g Rind und Schwein)
300 g Sellerieknolle
2 kleine Petersilienwurzeln
300 g Karotten
750 g Kartoffeln
300 g Lauch (nur das Weiße und Hellgrüne)
200 g Romanesco (oder Blumen- oder Rosenkohlröschen)
2 mittelgroße Zwiebeln
4 EL Pflanzenöl
weißer Pfeffer, Paprikapulver edelsüß, Salz
750 ml Gemüsebrühe (Würfel oder Instantpulver)
1 Bund Petersilie

Zubereitung

1 Das Fleisch in Würfel von 1,5 cm Kantenlänge schneiden.

2 Das Gemüse waschen und putzen. Sellerie, Petersilienwurzeln, Karotten sowie Kartoffeln schälen und in Würfel von 1 cm Kantenlänge schneiden. Den Lauch der Länge nach halbieren und quer in schmale Streifen schneiden. Den Romanesco (oder den anderen Kohl) in mundgerechte Röschen teilen. Die Zwiebeln abziehen und fein würfeln.

3 Das Öl in einem hohen Topf erhitzen und das Fleisch zusammen mit den Zwiebeln rundherum gut anbraten. Kartoffeln und Karotten dazugeben, mit Pfeffer, Paprika und Salz würzen, darauf Sellerie, Petersilienwurzel, Lauch und Romanesco (oder anderen Kohl) geben, ebenfalls würzen. Die Brühe angießen und das Ganze zugedeckt bei mäßiger Hitze eine gute Stunde schmoren. Bei Bedarf noch etwas Brühe zugießen, aber nicht umrühren, nur ein wenig schütteln, damit nichts anhängt.

4 Die Petersilie waschen, fein wiegen und zwei Drittel vorsichtig untermengen, den Rest vor dem Servieren darüberstreuen.

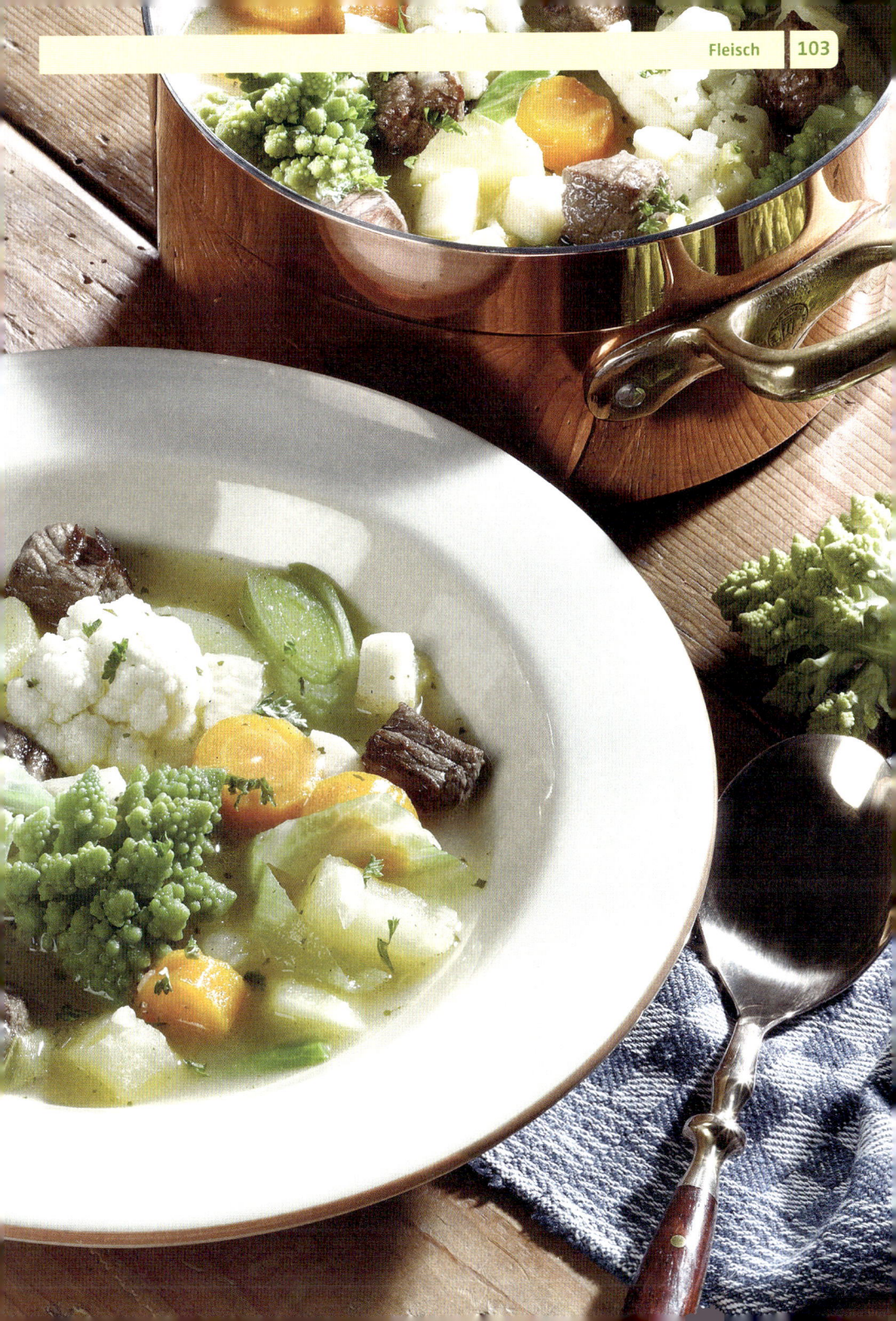

Bohnentopf mit Lamm
Mediterran, für die ganze Familie

Zubereitungszeit: ca. 1 Stunde

Eine Portion enthält:

493 kcal (2064 kJ)	30 g Kohlenhydrate
39 g Eiweiß	10 g Ballaststoffe
24 g Fett	88 mg Cholesterin

Zutaten für 4 Portionen

250 g weiße Bohnen (Trockengewicht)
750 ml Wasser
1 Bund Suppengrün
1 Zwiebel
2 Knoblauchzehen
500 g Tomaten
500 g mageres Lammfleisch (aus Schulter oder Keule)
1 Würfel Gemüsebrühe (für 500 ml Brühe)
Bohnenkraut, Petersilie, Koriander
Pfeffer, Salz
2 EL Tomatenmark
1 Schuss Rotwein

Zubereitung

1 Die Bohnen über Nacht in etwa 750 ml Wasser einweichen.

2 Das Suppengrün putzen, waschen und grob zerkleinern. Die Zwiebel sowie den Knoblauch abziehen und fein wiegen. Die Tomaten oben kreuzweise einritzen, überbrühen, häuten und würfeln.

3 Das Lammfleisch in 2 bis 3 cm große Stücke schneiden. Bohnen, Suppengrün, Zwiebeln und Knoblauch zusammen mit dem Suppenwürfel und dem Bohnenkraut im Einweichwasser zugedeckt 30 Minuten kochen.

4 Das Lammfleisch und die Tomatenwürfel zugeben. Mit fein gewiegter Petersilie, Koriander, Salz, Pfeffer, Tomatenmark und Rotwein kräftig würzen und nochmals 30 Minuten kochen. Mit Petersilie bestreut servieren.

TIPP

Wer gerne Fleisch isst und auf den Cholesterinspiegel achten muss, braucht unbedingt eine Ausgewogenheit über pflanzliche Nahrungsmittel, die ihm Ballaststoffe liefern. Unterstützend wirken Pflanzenpress-Säfte, zum Beispiel aus der Artischocke. Ihre Inhaltsstoffe können den Cholesterinspiegel senken. Es handelt sich dabei um Bitterstoffe, Flavonoide und Cynarin. Sie steigern die Gallenproduktion und den Gallenfluss. Dies hat eine günstige Wirkung auf den Cholesterin- und Fettstoffwechsel, denn für die Bildung der Gallensäfte wird Cholesterin aus dem Blut verbraucht. Außerdem wird Fett besser verdaut und vermehrt ausgeschieden – und damit auch Cholesterin. Gleichzeitig wird durch die Artischocke die Entstehung von neuem Cholesterin gehemmt (in Reformhaus und Apotheke erhältlich).

Gulaschsuppe
Herzhaft und sättigend

Zubereitungszeit: ca. 1 Stunde 30 Minuten

Eine Portion enthält:
284 kcal (1188 kJ)   15 g Kohlenhydrate
26 g Eiweiß   5 g Ballaststoffe
14 g Fett   64 mg Cholesterin

Zutaten für 4 Portionen
200 g Rindfleisch aus der Keule, mager
200 g Schweinefleisch aus der Keule
150 g Zwiebeln
1 große Knoblauchzehe
4 EL Öl
Paprikapulver edelsüß, weißer Pfeffer, Chilipulver (nach Belieben)
getrockneter Thymian, Majoran, Kümmel
etwas abgeriebene Zitronenschale (unbehandelt)
Salz
50 ml trockener Rotwein oder Wasser
100 g Karotten
200 g rote Paprikaschoten
125 g grüne Bohnen (Prinzess-Bohnen, TK)
150 g Kartoffeln
1 Döschen Tomatenmark (70 g)
gut 1 l Gemüsebrühe (Würfel oder Instantpulver)
1 EL Instant-Haferflocken (Schmelzflocken)

Zubereitung

1 Das Fleisch in mundgerechte Würfel schneiden. Die Zwiebeln und den Knoblauch abziehen, Zwiebeln in Ringe schneiden.

2 Das Öl in einem großen Topf erhitzen und das Fleisch von allen Seiten darin kräftig anbraten. Zwiebeln dazugeben, glasig dünsten, dann den Knoblauch durch eine Presse dazudrücken. Gewürze, Zitronenschale sowie Salz untermengen und das Ganze bei mäßiger Hitze unter gelegentlichem Wenden kurz durchschmoren. Mit Rotwein oder Wasser ablöschen.

3 Die Karotten waschen, putzen, schälen und in Scheiben schneiden. Die Paprikaschoten waschen, vierteln, putzen und fein würfeln. Die Kartoffeln schälen, würfeln und zusammen mit Karotten sowie Paprikaschoten hinzugeben. Die TK-Bohnen in 3 cm lange Stücke schneiden und mit dem Tomatenmark unter das Fleisch mengen. Die Brühe angießen und das Ganze im geschlossenen Topf bei milder Hitze etwa 1 Stunde garen. Gelegentlich durchrühren.

4 Die Instant-Haferflocken in die kochende Suppe einrühren und binden. Abschmecken und die Suppe mit Brot servieren.

Piccata mit Paprikasauce
Italienisch und einfach

Zubereitungszeit: ca. 30 Minuten	
Eine Portion enthält:	
289 kcal (1207 kJ)	8 g Kohlenhydrate
34 g Eiweiß	5 g Ballaststoffe
13 g Fett	125 mg Cholesterin

Zutaten für 2 Portionen
4 kleine dünne Kalbsschnitzel (à 75 g)
weißer Pfeffer, Salz
Mehl zum Wenden
1 unbehandelte Zitrone
2 EL Pflanzenöl
1 rote oder gelbe Paprikaschote (150 g)
2 Schalotten
1 Knoblauchzehe
1 TL brauner Zucker
100 ml Kalbsfond (aus dem Glas)
1 TL Instant-Haferflocken (Schmelzflocken)

Zubereitung
1 Die Kalbsschnitzel sehr flach klopfen und von beiden Seiten mit Pfeffer und Salz würzen. In Mehl wenden. Die Zitrone heiß abwaschen, abtrocknen. Die Schale abreiben, die Zitronen halbieren und auspressen.

2 Das Öl in einer beschichteten Pfanne erhitzen und die Kalbsschnitzel bei milder Hitze von beiden Seiten darin anbraten. Herausnehmen und im Backofen bei 50 °C warmhalten.

3 Die Paprikaschote waschen, putzen, Kerne entfernen und das Fruchtfleisch sehr fein wiegen. Die Schalotten sowie den Knoblauch abziehen, fein wiegen und im Bratfett andünsten. Paprika, Zucker, Zitronenabrieb und -saft sowie den Kalbsfond dazugeben und alles zugedeckt etwa 10 Minuten köcheln lassen. Die Instant-Haferflocken unterrühren. Die Kalbsschnitzel auf Teller verteilen und die Sauce darübergeben.

> **TIPP**
>
> Dazu passen Bandnudeln (eifrei, Vollkorn) und Salat.

Marinierte Filetspieße mit Kartoffeln
Einfach und fein

Zubereitungszeit: ca. 30 Minuten
Zeit zum Marinieren: ca. 1 Stunde

Eine Portion enthält:
479 kcal (2005 kJ)	40 g Kohlenhydrate
32 g Eiweiß	4 g Ballaststoffe
21 g Fett	69 mg Cholesterin

Zutaten für 4 Portionen

Für die Marinade:
6 EL Sonnenblumenöl
1 EL Aceto Balsamico (Balsamessig)
2 TL Paprikapulver, mittelscharf
½ TL Chilipulver
je 2–3 Salbei- und Rosmarinzweige, fein gewiegte Blättchen
schwarzer Pfeffer

Außerdem:
500 g Schweinefilet
800 g festkochende Kartoffeln
Salz
2 säuerliche Äpfel
4 Frühlingszwiebeln
5 EL Sonnenblumenöl zum Braten
½ Bund Petersilie, fein gewiegt

Zubereitung

1 Aus allen Zutaten eine Marinade anrühren. Das Fleisch in 12 möglichst gleich dicke Scheiben schneiden und darin 1 Stunde marinieren.

2 Die Kartoffeln knapp mit Salzwasser bedeckt garen, abgießen, abschrecken, abkühlen lassen, schälen und in Scheiben schneiden.

3 Die marinierten Filetscheiben gut abtropfen lassen, mit Küchenkrepp abtupfen und quer auf vier Spieße stecken. Die Äpfel vierteln, das Kerngehäuse entfernen und die Viertel in dünne Scheiben, die Frühlingszwiebeln in dünne Ringe schneiden.

4 In einer großen Pfanne 3 EL Öl erhitzen und die Kartoffeln darin von allen Seiten goldgelb anbraten. Apfelstücke sowie Frühlingszwiebeln zugeben und 5 bis 7 Minuten mitbraten. Salzen, pfeffern und mit der Petersilie würzen.

5 Inzwischen die Filetspieße in einer zweiten großen Pfanne in dem restlichen Öl von beiden Seiten etwa 2 bis 3 Minuten braten, dabei leicht salzen.

TIPP
Dazu passt gemischter Salat oder Spargelgemüse.

Chili con Carne

Südamerikanisch, für Gäste

Zubereitungszeit: ca. 30 Minuten

Eine Portion enthält:
472 kcal (1975 kJ)	51 g Kohlenhydrate
31 g Eiweiß	6 g Ballaststoffe
16 g Fett	44 mg Cholesterin

Zutaten für 4 Portionen

250 g Kidney-Bohnen (Rote Bohnen, aus der Dose)
2 Zwiebeln
1 Knoblauchzehe
2 EL Olivenöl
250 g Rinderhackfleisch
je 1 kleine grüne und rote Paprikaschote
3 rote Chilischoten
2 EL Tomatenmark
1 kleine Dose geschälte Tomaten
½ Dose Maiskörner (ca. 140 g)
Chilipulver, Salz

Zubereitung

1 Die Kidney-Bohnen abtropfen lassen. Zwiebeln und Knoblauchzehe abziehen, fein wiegen, in heißem Olivenöl scharf anbraten. Das Hackfleisch zugeben und unter ständigem Rühren ca. 5 Minuten braten.

2 Die Paprika- und Chilischoten waschen, putzen. Die Paprika in kleine Würfel schneiden, die Chilis sehr fein würfeln. Mit Tomatenmark, Tomaten, Mais und den Kidney-Bohnen zum Hackfleisch geben. Alles nochmals 15 Minuten kochen lassen. Mit Chilipulver und Salz abschmecken.

TIPP

Das Chili lässt sich gut vorbereiten, wenn Sie Gäste erwarten. Dazu schmeckt Brot.

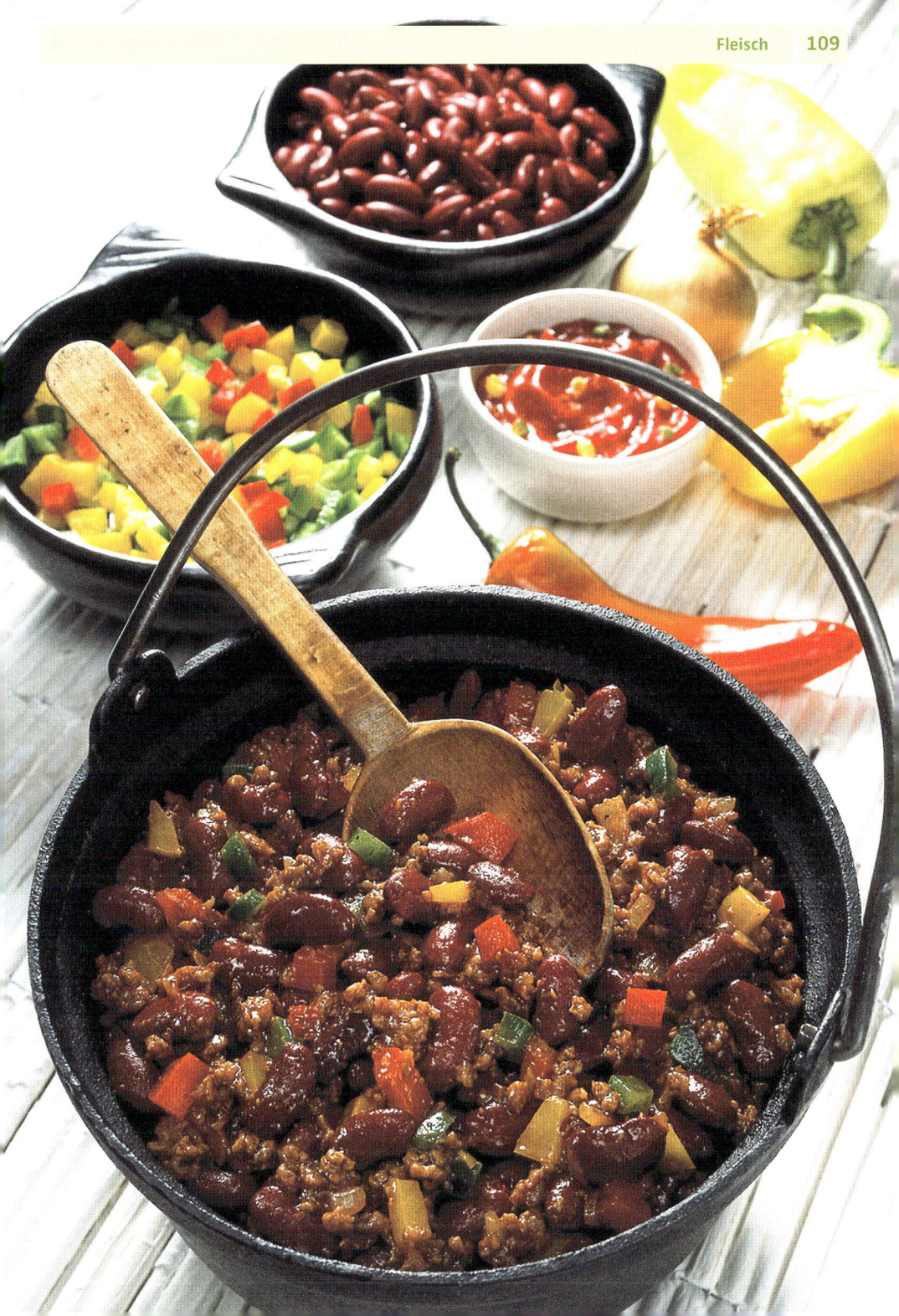

Schweinefleischcurry
Exotisch und fruchtig

Zubereitungszeit: ca. 35 Minuten

Eine Portion enthält:
580 kcal (2436 kJ)   70 g Kohlenhydrate
41 g Eiweiß   4 g Ballaststoffe
11 g Fett   83 mg Cholesterin

Zutaten für 4 Portionen

600 g mageres Schweinefleisch
4 Aprikosenhälften aus der Dose
3 Frühlingszwiebeln
250 g Vollkornreis (Rohgewicht)
Salz
100 g Erbsen (TK oder aus der Dose)
2 EL Sesamöl
Pfeffer
1–2 TL Currypulver
250 ml Hühnerbrühe (Instantpulver)
4 EL Aprikosenflüssigkeit (aus der Dose)
2–3 EL Sojasauce
Zucker
2–3 EL Stärke
einige Basilikumblättchen

Zubereitung

1 Das Fleisch kalt abbrausen, waschen, trocken tupfen und in dünne Streifen schneiden.

2 Die Aprikosenhälften abtropfen lassen und durchschneiden. Die Frühlingszwiebeln waschen, putzen und in schräge Ringe schneiden. Den Reis nach Packungsanweisung in Salzwasser garen, die Erbsen kurz vor Ende der Garzeit unter den Reis rühren.

3 Das Sesamöl erhitzen, Fleisch darin kurz anbraten, herausnehmen, salzen und pfeffern. Die Frühlingszwiebelringe im Bratenfond andünsten, Curry, Hühnerbrühe, Aprikosensaft sowie Sojasauce dazugeben und mit etwas Zucker abschmecken. Das Ganze aufkochen lassen, die Stärke einrühren, dann Fleisch sowie die Aprikosen zugeben und nochmals aufwallen lassen.

4 Das Fleischgericht zum Reis servieren. Mit Basilikumblättchen garniert anrichten.

Cevapcici mit Paprikasauce
Pikant und mediterran

Zubereitungszeit: ca. 45 Minuten

Eine Portion enthält:
- 421 kcal (1761 kJ)
- 21 g Eiweiß
- 34 g Fett
- 7 g Kohlenhydrate
- 2 g Ballaststoffe
- 65 mg Cholesterin

Zutaten für 2 Portionen

50 g Schalotten
1 Knoblauchzehe
2 TL Paprikapulver edelsüß
weißer Pfeffer, Salz
200 g gemischtes Hackfleisch
2 EL Olivenöl
100 g Ajvar (Paprika-Würzpaste aus dem Glas)
40 g schwarze Oliven

Zubereitung

1 Die Schalotten und den Knoblauch abziehen und fein wiegen. Zusammen mit Paprika, Pfeffer und Salz zum Hackfleisch geben und alles mit den Händen gut zu einem glatten Teig vermengen. Daraus mit nassen Händen 10 bis 12 Würstchen formen.

2 Das Öl in einer beschichteten Pfanne erhitzen und die Cevapcici von allen Seiten gut anbraten.

3 Die Cevapcici aus der Pfanne nehmen und warmstellen. Den Ajvar in der Pfanne erwärmen, die Oliven untermengen und die Sauce mit den Cevapcici servieren.

TIPP

Dazu passt Fladenbrot und gemischter Salat. Der Hackfleischteig gelingt völlig ohne Zugabe von Ei. Er wird geschmeidig und bindet die anderen Teigzutaten allein durch die Handwärme. Deshalb gründlich kneten! Das gilt auch für Frikadellen und Hackbraten in der cholesterinarmen Kost.

Sauerkraut mit Kasseler
Klassisch und einfach

Zubereitungszeit: ca. 35 Minuten	
Eine Portion enthält:	
300 kcal (1255 kJ)	5 g Kohlenhydrate
25 g Eiweiß	6 g Ballaststoffe
18 g Fett	70 mg Cholesterin

Zutaten für 2 Portionen

1 Dose Sauerkraut (580 ml-Dose, 520 g Abtropfgewicht)
1 Lorbeerblatt
2–3 Wacholderbeeren
etwas Kümmel
1 EL Zucker
50 ml Gemüsebrühe (Würfel oder Instantpulver)
2 dünne Scheiben Kasseler Nacken, mager (à ca. 100 g)

Zubereitung

1 Das Sauerkraut zusammen mit den Würzzutaten in einen Topf geben und zum Kochen bringen. Zucker und Brühe untermengen und die Fleischscheiben auf das Kraut legen.

2 Das Ganze zugedeckt bei milder Hitze etwa 30 Minuten schmoren.

3 Das Lorbeerblatt und die Wacholderbeeren aus dem Sauerkraut entfernen. Das Sauerkraut mit dem Kasseler anrichten.

TIPP

Bei Kasseler handelt es sich um ausgelösten Schweinerücken, der gepökelt ist. Die ungepökelten Scheiben werden auch als „Schweinerücken-Steaks" oder „Minuten-Steaks" bezeichnet oder sind als „Schmetterlingssteaks" im Handel.
Zu Kasseler passt am besten Kartoffelpüree.

Schinkennudelgratin
Einfach und preiswert

Zubereitungszeit: ca. 20 Minuten
Backzeit: ca. 15 Minuten

Eine Portion enthält:

313 kcal (1310 kJ)	44 g Kohlenhydrate
17 g Eiweiß	3 g Ballaststoffe
7 g Fett	19 mg Cholesterin

Zutaten für 4 Portionen

200 g eifreie Vollkornnudeln (schmale Bandnudeln oder Spiralen, Rohgewicht)
Salz
100 g gekochter Schinken ohne Fettrand, in Scheiben
100 g Frühlingszwiebeln (ersatzweise Lauch, nur das Helle)
1 EL Raps- oder Sonnenblumenöl
1 EL Pflanzenmargarine
2 EL Mehl (30 g)
200 ml Gemüsebrühe (Würfel oder Instantpulver)
weißer Pfeffer, geriebene Muskatnuss
30 g geriebener Hartkäse (45 % F. i. Tr.)

Zubereitung

1 Die Nudeln nach Packungsvorschrift in leicht gesalzenem Wasser bissfest garen.

2 Inzwischen den Schinken in feine, kurze Streifen schneiden. Die Frühlingszwiebeln waschen, putzen und in feine Ringe schneiden.

3 Das Öl in einer kleinen beschichteten Pfanne erhitzen und den Schinken zusammen mit den Zwiebeln darin gut andünsten.

4 Die Margarine in einem Töpfchen erhitzen, das Mehl einrühren, kurz anschwitzen und mit der Brühe ablöschen. Mit dem Schneebesen bei milder Hitze glatt rühren und etwa 4 Minuten durchköcheln lassen. Mit Muskat und Pfeffer würzen. Den Backofen auf 180 °C vorheizen.

5 Die Nudeln abgießen und unter die Schinkenmischung mengen. Das Ganze in eine hitzefeste Form geben, die Sauce darüber verteilen und den Käse darüberstreuen. Auf der mittleren Einschubleiste etwa 15 Minuten backen.

TIPP

Dazu passt gemischter Salat.

Lauchgratin mit Schinken
Einfach und fein

Zubereitungszeit: ca. 20 Minuten
Backzeit: ca. 15 Minuten

Eine Portion enthält:

340 kcal (1423 kJ)	23 g Kohlenhydrate
30 g Eiweiß	6 g Ballaststoffe
13 g Fett	68 mg Cholesterin

Zutaten für 2 Portionen

400 g Lauch
Salz
125 g gekochter Schinken ohne Fettrand, in Scheiben
1 EL Pflanzenmargarine
2 EL Mehl (30 g)
175 ml Gemüsekochwasser vom Lauch
1 TL Gemüsebrühe (Instantpulver)
1 EL Sahne
geriebene Muskatnuss, weißer Pfeffer
2 EL kernige Haferflocken
30 g geriebener Hartkäse (45 % F. i. Tr.)

TIPP
Dazu passen Salzkartoffeln.

Zubereitung

1 Den Lauch waschen, putzen und in 10 cm lange Stücke schneiden. In kochendes Salzwasser geben und etwa 8 Minuten garen.

2 Inzwischen den Schinken in kurze, feine Streifen schneiden. Die Margarine in einem Töpfchen erhitzen, das Mehl einrühren und kurz anschwitzen. Topf vom Herd nehmen.

3 Den Lauch mit einer Schaumkelle aus dem Wasser nehmen und auf einem Sieb abtropfen lassen. Das Gemüsewasser abmessen, in die Mehlschwitze einrühren, das Ganze erhitzen und unter Rühren aufkochen. Instantbrühpulver, Sahne, Muskat sowie Pfeffer einrühren und die Sauce bei milder Hitze 5 Minuten köcheln lassen. Den Backofen auf 180 °C vorheizen.

4 Die Lauchstücke, je nach Dicke, der Länge nach durchschneiden, in eine hitzefeste Form legen, den Schinken darauf verteilen und die Sauce darübergeben. Die Haferflocken mit dem Käse vermengen und daraufstreuen. Das Ganze auf der mittleren Einschubleiste 15 Minuten backen.

Wirsingröllchen
Einfach und preiswert

Zubereitungszeit: ca. 50 Minuten	
Eine Portion enthält:	
394 kcal (1648 kJ)	13 g Kohlenhydrate
27 g Eiweiß	6 g Ballaststoffe
25 g Fett	65 mg Cholesterin

Zutaten für 2 Portionen
350 g Wirsing
Salz
1 EL Pflanzenmargarine
75 ml Gemüsebrühe (Würfel oder Instantpulver)
1 Zwiebel (ca. 50 g)
1 Knoblauchzehe
1 Karotte (ca. 75 g)
200 g Hackfleisch, gemischt
weißer Pfeffer, Paprikapulver edelsüß
getrockneter Majoran, gemahlener Kümmel
½ trockenes Brötchen (ca. 25 g)

Zubereitung

1 Vom Wirsing die unschönen Außenblätter entfernen, einige schöne Blätter für die Röllchen ablösen, gut waschen und in Salzwasser etwa 5 Minuten sprudelnd kochen. Den restlichen Wirsing quer in schmale Streifen schneiden. Die Margarine in einem Topf erhitzen und die Wirsingstreifen darin andünsten. Zugedeckt etwa 10 Minuten schmoren, zwischendurch die Brühe angießen.

2 Die Wirsingblätter mit einer Schaumkelle aus dem Wasser nehmen, abschrecken und gut abtropfen lassen. Auf einem Arbeitsbrett ausbreiten, mit einem scharfen Messer die Blattrippen abflachen und die Blätter so übereinanderlegen, dass für vier Rollen eine Hülle entsteht.

3 Die Zwiebel sowie den Knoblauch abziehen, fein wiegen und in eine Schüssel geben. Die Karotte waschen, putzen schälen und sehr fein dazu raspeln. Das Hackfleisch hinzufügen, die Gewürze und Kräuter darübergeben. Das Brötchen in warmem Wasser einweichen, gut ausdrücken und ebenfalls hinzugeben. Die Zutaten sehr gut zu einem glatten Teig verkneten. Er muss geschmeidig und handwarm sein. Den Backofen auf 180 °C vorheizen.

4 Den Hackfleischteig zu vier Rollen formen und die Masse jeweils in eine Wirsinghülle einrollen. Mit Rouladennadeln oder -klammern feststecken.

5 Den angedünsteten Wirsing in einer hitzefesten Form verteilen, darauf die Röllchen setzen und das Ganze zugedeckt auf der mittleren Einschubleiste etwa 20 Minuten schmoren.

Spargelgratin mit Schinken und Kartoffeln
Raffiniert und fein

Zubereitungszeit: ca. 30 Minuten
Backzeit: ca. 25 Minuten

Eine Portion enthält:
415 kcal (1734 kJ)	43 g Kohlenhydrate
33 g Eiweiß	9 g Ballaststoffe
11 g Fett	64 mg Cholesterin

Zutaten für 2 Portionen

500 g Stangenspargel
Salz, etwas Zucker, etwas Pflanzenmargarine zum Kochen
350 g vorwiegend festkochende Kartoffeln
125 g gekochter Schinken ohne Fettrand, in Scheiben
1 EL Pflanzenmargarine
2 EL Mehl (30 g)
200 ml Spargelkochwasser
1 TL Instant-Haferflocken (Schmelzflocken)
Gemüsebrühe (Instantpulver), weißer Pfeffer, geriebene Muskatnuss
30 g geriebener Hartkäse (Emmentaler oder Pecorino)
2 EL Schnittlauchröllchen oder gewiegte Petersilie

Zubereitung

1 Den Spargel waschen, putzen und die Stangen halbieren. In reichlich kochendes Wasser geben, Salz, Zucker sowie Margarine zusetzen und den Spargel bissfest garen.

2 Inzwischen die Kartoffeln waschen, schälen und dünn hobeln. Den Schinken in feine Streifen schneiden.

3 Die Margarine in einem Töpfchen schmelzen und das Mehl darin unter Rühren anschwitzen. Topf vom Herd nehmen. Den Spargel mit einer Schaumkelle aus dem Sud nehmen, vom Sud 200 ml abmessen und die Mehlschwitze damit ablöschen. Unter Rühren zu einer glatten Sauce verarbeiten, aufkochen lassen und die Haferflocken unterrühren. Mit Instantbrühe, Pfeffer, Muskat und Salz würzen. Etwa 5 Minuten leise durchköcheln lassen. Den Backofen auf 180 °C vorheizen.

4 Den Spargel abwechselnd mit den Kartoffelscheiben in eine hitzefeste Form schichten, den Schinken dazwischen verteilen. Die Sauce darübergeben und das Ganze mit Käse bestreuen. Auf der zweituntersten Einschubleiste etwa 25 Minuten backen. Mit Schnittlauch oder Petersilie bestreut servieren.

Couscous mit Putenstreifen
Schnell und fein

Zubereitungszeit: ca. 20 Minuten

Eine Portion enthält:

371 kcal (1552 kJ)	41 g Kohlenhydrate
28 g Eiweiß	7 g Ballaststoffe
10 g Fett	45 mg Cholesterin

Zutaten für 2 Portionen

100 g Couscous (grobkörniger Hartweizengrieß)
Salz
1 EL Sesamsaat
Korianderblättchen o. Petersilie, fein gewiegt
150 g Putenschnitzel
1–2 EL Sesam- oder Rapsöl
weißer Pfeffer, Paprikapulver edelsüß
1 Schalotte
200 g Zucchini
1 kleine rote Chilischote
150 g gelbe oder rote Paprikaschote
Currypulver
1 Msp. Harissa (feurig-scharfe Würzpaste aus Jalapeno-Chilis) nach Geschmack

Zubereitung

1 Den Backofen auf 50 °C (Warmhaltestufe) vorheizen. In einem Topf etwa 125 ml Wasser aufkochen, das Couscous einstreuen, etwas Salz zugeben und gut durchrühren. Aufkochen lassen, dann Topf zur Seite stellen. Den Sesam und die Kräuter untermengen und das Couscous zugedeckt im Backofen 5 bis 7 Minuten quellen lassen, dann warmhalten.

2 Inzwischen das Putenfleisch in sehr feine Streifen schneiden. In einer beschichteten Pfanne das Öl erhitzen und das Fleisch darin von allen Seiten gut anbraten. Mit Pfeffer, Paprika und Salz würzen, aus der Pfanne nehmen und im Backofen warmhalten.

3 Die Schalotte abziehen und fein wiegen. Die Zucchini waschen, putzen und in feine Streifen schneiden. Chili und Paprika waschen, putzen, entkernen, dann fein würfeln. Das Gemüse in die Pfanne geben und bei milder Hitze zugedeckt etwa 7 Minuten dünsten. Mit Pfeffer, Curry und Salz sowie Harissa würzen.

4 Das Fleisch sowie das Couscous unter das Gemüse mischen.

TIPP

Couscous ist eine körnige Spezialität aus Hartweizengrieß. Es sieht wie Hirse aus. Man kann Couscous pikant und süß zubereiten.

Risotto mit Huhn

Mit Artischockensaft zur Senkung der Blutfettwerte

Zubereitungszeit: ca. 40 Minuten

Eine Portion enthält:
516 kcal (2159 kJ)	61 g Kohlenhydrate
32 g Eiweiß	4 g Ballaststoffe
16 g Fett	60 mg Cholesterin

Zutaten für 4 Portionen

150 g Zwiebeln
75 g Frühlingszwiebeln
100 g Karotten
4 EL Sojaöl
250 g Risotto-Reis (Rohgewicht, z. B. Arborio)
500 ml Gemüsebrühe (Würfel oder Instantpulver)
1–2 EL mildes Currypulver
Kreuzkümmel, Koriandersamen (gemahlen)
400 g Hühnerbrust
2 Scheiben Ananas aus der Dose (à 70 g)
80 ml Artischocken-Presssaft (aus dem Reformhaus)
800 ml Tomatensaft
Pfeffer, Salz

Zubereitung

1 Die Zwiebeln abziehen und fein würfeln. Die Frühlingszwiebeln waschen, putzen, trocken tupfen und in Ringe schneiden. Die Karotten waschen, putzen, schälen und in feine dünne Stifte schneiden. Das Gemüse in 2 EL Öl andünsten.

2 Den Reis zugeben und unter Rühren erhitzen, bis die Körner glasig sind und glänzen. Die Gemüsebrühe angießen und alles bei milder Hitze einkochen, dabei mit Curry, Kreuzkümmel sowie etwas Koriander kräftig würzen und ständig rühren.

3 Das Hühnerfleisch kalt abbrausen, trocken tupfen und in mundgerechte Stücke schneiden. Im restlichen Öl rundherum gut anbraten. Die Ananasscheiben in Stücke schneiden, kurz mitbraten und zusammen mit dem Fleisch unter das Risotto heben.

4 Den Artischocken-Presssaft mit dem Tomatensaft mischen, mit Pfeffer und Salz abschmecken. Am besten eine Viertelstunde vor dem Essen trinken.

Fladenbrot mit Putenfleisch

Schnell, schmeckt immer

Zubereitungszeit: ca. 10 Minuten

Eine Portion enthält:
454 kcal (1900 kJ)   63 g Kohlenhydrate
29 g Eiweiß   5 g Ballaststoffe
9 g Fett   49 mg Cholesterin

Zutaten für 2 Portionen

150 g Putenschnitzel in dünnen Scheiben
weißer Pfeffer, Paprikapulver edelsüß,
Knoblauchpulver (nach Geschmack), Salz
1 EL Olivenöl
2 Fladenbrote mit Sesam oder türkischem Kümmel (à ca. 125 g)
2 EL Ajvar (Paprika-Würzpaste aus dem Glas) oder Tomatenketchup
einige schöne Salatblätter (Eisbergsalat, Lollo rosso oder bionda)
Gurken- und Tomatenscheiben
1 Zwiebel in Ringen
2 EL Kräuterquark (20 % F. i. Tr.)

Zubereitung

1 Das Putenfleisch flach klopfen und sehr fein schnetzeln. Die Gewürze und das Salz in einer Schüssel mischen und die Fleischstreifen untermengen. Das Öl ebenfalls untermischen.

2 Eine beschichtete Pfanne erhitzen und das Fleisch darin von allen Seiten sehr gut anbraten. Warm stellen.

3 Die Fladenbrote quer durchschneiden und die Unterseiten mit Ajvar oder Ketchup dünn bestreichen. Darauf die Salatblätter geben. Einige Gurken- und Tomatenscheiben darauflegen.

4 Die warmen Fleischstreifen darauf verteilen, mit Zwiebelringen bedecken und etwas Kräuterquark darauf setzen. Mit der zweiten Brothälfte abdecken. Sofort servieren.

Wok-Gemüse mit Huhn und Reis
Exotisch, für Gäste

Zubereitungszeit: ca. 45 Minuten	
Eine Portion enthält:	
583 kcal (2440 kJ)	81 g Kohlenhydrate
36 g Eiweiß	7 g Ballaststoffe
12 g Fett	62 mg Cholesterin

Zutaten für 4 Portionen
- 250 g Basmati-Reis (Rohgewicht)
- 400 g Hühnerbrust
- 75 g Zuckerschoten (TK)
- 150 g Lauch
- 100 g Frühlingszwiebeln
- 125 g Staudensellerie
- 100 g Karotten
- 300 g Paprikaschoten (rot und grün)
- 4 schöne Blätter Chinakohl
- je 75 g Bambus- und Sojabohnensprossen (aus dem Glas oder der Dose)
- 3 Scheiben Ananas (à 70 g, aus der Dose)
- 1 Knoblauchzehe
- 1 Stückchen frische Ingwerwurzel
- 4 EL Sesamöl
- Pfeffer, Chilipulver, Salz
- 1 Msp. gemahlener Kreuzkümmel
- 4 EL Sojasauce
- 100 ml Ananasflüssigkeit (von der Dosen-Ananas)
- 100 ml Orangensaft
- 2 EL Honig
- 3 EL Essig
- 1–2 TL Weizenstärke
- 80 ml Artischocken-Presssaft
- 800 ml Gemüse- oder Tomatensaft)

Zubereitung
1 Das Hühnerfleisch kalt abbrausen, trocken tupfen und in dünne Scheiben schneiden.

2 Das Gemüse waschen und putzen. Den Lauch in Ringe, die Frühlingszwiebeln und den Staudensellerie in 1 cm breite Stücke schneiden, die Karotte schälen, in dicke Streifen schneiden und die Paprikaschoten sowie die Chinakohlblätter in 2 cm große Stücke schneiden.

3 Bambussprossen, Sojabohnensprossen und Ananas abtropfen lassen. Ananas in Stücke schneiden. Knoblauch abziehen, Ingwerwurzel schälen und beides fein wiegen.

4 Das Öl in einem Wok erhitzen, das Hühnerfleisch darin rundherum anbraten und mit Pfeffer, Chili sowie Salz würzen. Herausnehmen und warm stellen.

5 Inzwischen den Reis nach Packungsanweisung kochen. Das Gemüse nach und nach unter vorsichtigem Rühren im Wok bissfest dünsten, dabei mit Chili, Knoblauch, Ingwer, Kreuzkümmel und Salz kräftig würzen. Sojasauce, Ananasflüssigkeit sowie Orangensaft angießen und das Ganze aufkochen lassen. Die Sauce mit Honig und Essig abrunden.

6 Die Weizenstärke mit etwas Wasser kalt anrühren, zur Sauce geben und sie kurz aufkochen lassen. Das Hühnerfleisch unter das Gemüse heben, nochmals abschmecken und mit dem Reis servieren.

7 Den Artischocken-Presssaft mit dem Gemüse- oder Tomatensaft mischen, mit Pfeffer und Salz abschmecken. Am besten eine Viertelstunde vor dem Essen trinken.

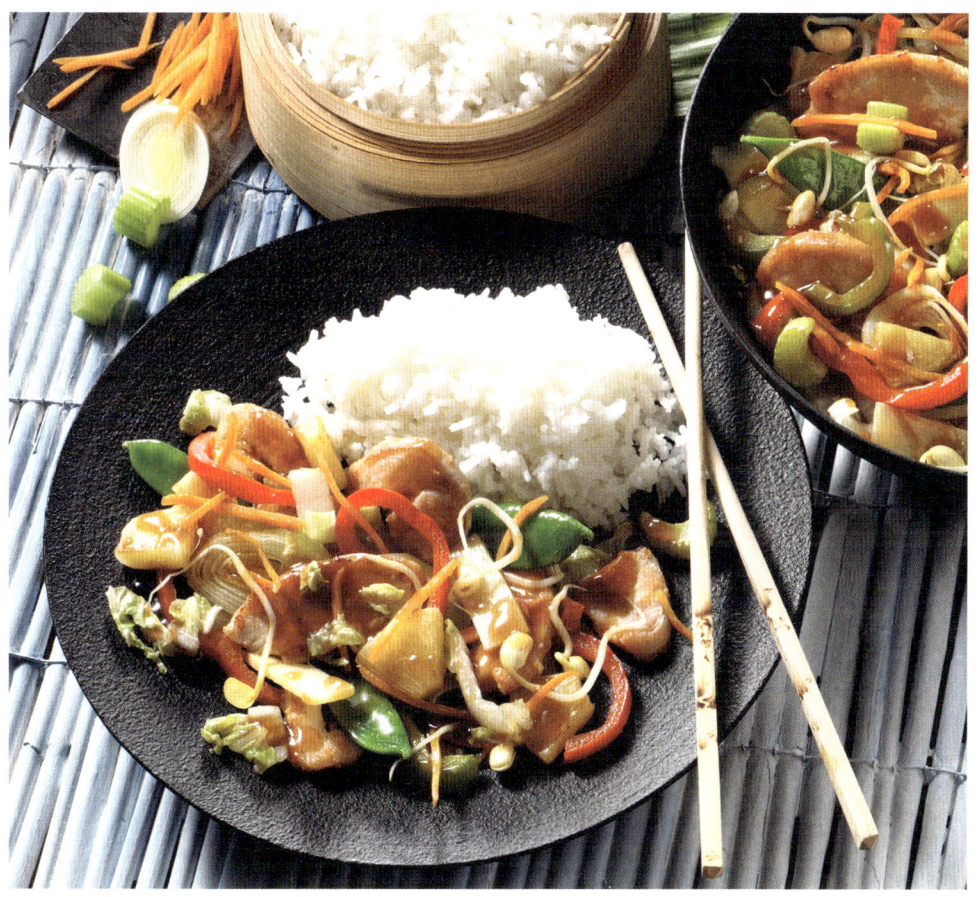

Bandnudeln chinesische Art

Asiatisch, für Gäste

Zubereitungszeit: ca. 30 Minuten

Eine Portion enthält (bei 4 Portionen):

523 kcal (2188 kJ)	50 g Kohlenhydrate
36 g Eiweiß	13 g Ballaststoffe
19 g Fett	66 mg Cholesterin

Zutaten für 4 bis 6 Portionen

- 250 g schmale Bandnudeln, eifrei (Trockengewicht)
- Salz
- 200 g Zwiebeln
- 2 EL Sesamöl
- 400 g Hühnerbrustfilet
- 2 EL Sake (Reiswein)
- 125 ml Gemüsebrühe
- 300 g Paprikaschote (rot und grün)
- 1 kleine Dose Champignons (geschnitten, 170 g Abtropfgewicht)
- 1 kleine Dose junge Erbsen (280 g Abtropfgewicht)
- ½ Dose Bambussprossen in Streifen (90 g Abtropfgewicht)
- ½ Glas Bohnenkeimlinge (90 g Abtropfgewicht)
- 1 Msp. Sambal Oelek
- 3 EL Sojasauce
- Pfeffer, Currypulver
- 2 EL Cashewkerne, grob gewiegt

Zubereitung

1 Die Bandnudeln nach Packungsanweisung in Salzwasser bissfest garen, abgießen und abtropfen lassen.

2 Die Zwiebeln abziehen, fein würfeln und in Sesamöl andünsten.

3 Das Hähnchenfleisch kalt abbrausen, trocken tupfen, in feine Streifen schneiden, zu den Zwiebeln geben und sehr gut anbraten. Mit Sake ablöschen und die Brühe angießen.

4 Die Paprikaschoten waschen, halbieren, putzen und fein würfeln. Zusammen mit dem abgetropften Dosen-Gemüse und den Sprossen in die Pfanne geben. Etwa 10 Minuten dünsten. Mit Sambal Oelek, Sojasauce, Pfeffer und Curry pikant abschmecken.

5 Die Bandnudeln zugeben und kurz mit erhitzen. Die Cashewkerne ohne Fett in einer beschichteten Pfanne anrösten und vor dem Servieren über die Nudeln streuen.

Gemüsepfanne mit Putenfleisch
Kernig, für Gäste

Zubereitungszeit: ca. 50 Minuten
Zeit zum Marinieren: ca. 1 Stunde

Eine Portion enthält (bei 4 Portionen):
498 kcal (2082 kJ)	43 g Kohlenhydrate
40 g Eiweiß	11 g Ballaststoffe
18 g Fett	55 mg Cholesterin

Zutaten für 4 bis 6 Portionen
500 g Putenbrustfilets
2 Knoblauchzehen
frische Petersilie, fein gewiegt
3 EL Weißweinessig
2 EL Sojasauce
5 EL Sonnenblumenöl
250 g Haferkörner (aus dem Bioladen oder Reformhaus)
125 g Zwiebeln
200 g Karotten
1 Stange Lauch
450 g gemischte Paprikaschoten (rot, gelb, grün)
Cayennepfeffer, Curry, Salz

Zubereitung

1 Die Putenfilets waschen, trocken tupfen und fein schnetzeln. Die Knoblauchzehen abziehen, in eine Schüssel pressen. Die Petersilie waschen, trocken tupfen, fein wiegen und zusammen mit Essig, Sojasauce und 3 EL Sonnenblumenöl in die Schüssel geben. Alles gut miteinander verrühren und das Fleisch darin 1 Stunde einlegen.

2 Die Haferkörner mit 500 ml Wasser sowie etwas Salz aufkochen und zugedeckt 30 Minuten ausquellen lassen. Inzwischen die Zwiebeln abziehen und fein würfeln. Das andere Gemüse waschen und putzen. Die Karotten schälen und hobeln, den Lauch in feine Ringe schneiden. Die Paprika in feine Streifen schneiden.

3 Das Fleisch abtropfen lassen. 2 EL Öl in einer beschichteten Pfanne erhitzen und das Fleisch kräftig darin anbraten. Das Gemüse zugeben und bei reduzierter Hitze 15 Minuten zugedeckt mitdünsten.

4 Den gekochten Hafer zugeben und nochmals erwärmen. Mit Salz, Cayennepfeffer und Curry pikant abschmecken.

FÜR DEN HUNGER ZWISCHENDURCH

„Da streiten sich die Leut' herum wohl um den Wert ..." der Zwischenmahlzeit! Obwohl Ernährungswissenschaftler seit Jahrzehnten für den Fünf-Mahlzeiten-Rhythmus plädieren, was bedeutet, neben einem Frühstück, einem Mittag- und einem Abendessen am Vor- und Nachmittag jeweils noch eine Kleinigkeit zu essen, liest man mittlerweile auch, dass Zwischenmahlzeiten nicht nötig und sogar schuld am Übergewicht seien. Das kann man nicht verallgemeinern, denn es kommt stets darauf an, wie üppig Frühstück und Mittagessen ausfallen. Wer ohne Frühstück aus dem Haus geht, muss unbedingt am Vormittag etwas essen, um leistungsfähig zu bleiben. Wer kein Mittagessen hat, braucht am Nachmittag einen Kohlenhydratschub, um nicht schlappzumachen.

Ein geregelter Ess-Rhythmus ist in unserer Arbeitswelt nicht immer zu realisieren. Zudem gibt es nicht in jedem Betrieb eine Kantine mit ansprechenden Mahlzeiten. Hinzu kommt die überwiegend sitzende Tätigkeit sowie eine gewisse Bequemlichkeit: Vielfach isst man während der Arbeit am Schreibtisch gedankenlos nebenbei und konsumiert mehr Kalorien, als einem gut tut. Legen Sie dieses Laster so schnell wie möglich ab! Es kostet wirklich nicht viel Zeit, zu Hause etwas vorzubereiten und mit zur Arbeit oder in die Schule zu nehmen. Am einfachsten ist Obst, das nicht kleckert und sich leicht aus der Hand essen lässt (Banane, Apfel, Birne, entsteinter Pfirsich oder Nektarine, Weintrauben, Mandarine), Fruchtquark und -joghurt.

Für Gemüsefreaks eignen sich Gurkenstücke, Kirschtomaten und Karotten. Aber auch das gute alte belegte Brot ist nicht zu verachten. Der Aufstrich sollte fett- und cholesterinarm sein, die „Unterlage" möglichst aus dem vollen Korn und reich an Ballaststoffen.

Packen Sie die Snacks in eine Brotzeitdose. So bleibt alles appetitlich frisch. Für die Zwischenmahlzeiten zu Hause bieten sich Frucht- und Gemüsedrinks an, die sich sehr abwechslungsreich zubereiten lassen.

Gurken-Drink
Erfrischend und sättigend

Zubereitungszeit: ca. 10 Minuten

Eine Portion enthält:
197 kcal (797 kJ)   24 g Kohlenhydrate
14 g Eiweiß   5 g Ballaststoffe
3 g Fett   0 mg Cholesterin

Zutaten für 1 Portion
50 g Gurke
einige Zweige frischer Dill
250 ml Haferdrink, gut gekühlt
Pfeffer, Salz
25 g Haferkleieflocken
1 Spritzer Tabasco

Zubereitung

1 Die Gurke schälen, entkernen und würfeln. Den Dill waschen, trocken schütteln, die zarten Zweige vom Stängel zupfen und grob wiegen.

2 Beides in ein Mixgefäß geben, die Hafermilch hinzufügen und das Ganze fein pürieren. Mit Salz sowie Pfeffer abschmecken. Die Haferkleieflocken untermischen, den Drink mit Tabasco abschmecken und kühl servieren.

TIPP

Dieser Drink eignet sich auch als erfrischende Kaltschale zum Löffeln.

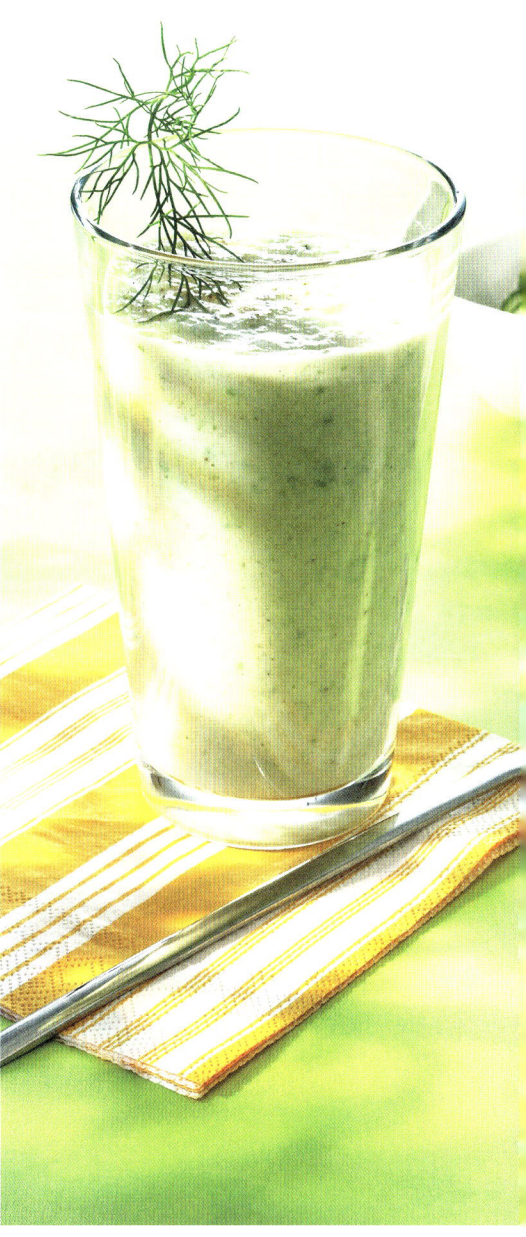

Knusperjoghurt mit Früchten
Schnell und einfach

Zubereitungszeit: ca. 1 Minute

Eine Portion enthält:
180 kcal (750 kJ)   25 g Kohlenhydrate
9 g Eiweiß   5 g Ballaststoffe
5 g Fett   6 mg Cholesterin

Zutaten für 2 Portionen
1 Becher fettarmer Fruchtjoghurt (150 g, 1,5 % Fett im Milchanteil) nach Wahl
4 EL Haferkleieflks

Zubereitung
1 Den Joghurt glatt rühren und auf zwei Schälchen verteilen.
2 In jede Portion 2 EL Haferkleieflks geben.

TIPP

Wenn Sie am Arbeitsplatz die Möglichkeit haben, frisches Obst klein zu schneiden (z. B. in der Teeküche), dann nehmen Sie fettarmen Naturjoghurt und frische Früchte sowie eine Portion Haferkleieflks mit und bereiten Ihren Knusperjoghurt dort zu.

Knuspriger Obstsalat
Frisch und leicht

Zubereitungszeit: ca. 10 Minuten

Eine Portion enthält:
135 kcal (570 kJ)   27 g Kohlenhydrate
4 g Eiweiß   6 g Ballaststoffe
1 g Fett   0 mg Cholesterin

Zutaten für 2 Portionen
1 Orange
1 kleine Banane
4 EL Haferkleieflks

Zubereitung
1 Die Orange schälen, in Filets teilen und diese in Stücke schneiden.
2 Die Banane schälen, in Scheiben schneiden und untermengen.
3 Die Haferkleieflks zum sofortigen Verzehr untermischen oder getrennt zu den Früchten verpackt in die Arbeit mitnehmen.

TIPP

Ein kleiner Obstsalat passt immer. Nehmen Sie die gesamte Menge zur Arbeit mit und essen Sie eine Portion am Vormittag, die andere am Nachmittag.

Karottenrohkost mit Sonnenblumenkernen
Kernig und vitaminreich

Zubereitungszeit: ca. 10 Minuten

Eine Portion enthält:
80 kcal (335 kJ)	9 g Kohlenhydrate
2 g Eiweiß	4 g Ballaststoffe
4 g Fett	0 mg Cholesterin

Zutaten für 2 Portionen
200 g Karotten
1 TL Honig
1 EL Zitronensaft
1 EL Petersilie oder Kerbel, fein gewiegt
1 TL Sonnenblumenöl
1 TL Sonnenblumenkerne

Zubereitung
1 Die Karotten waschen, schälen und auf der feinen Gemüsereibe in eine Schüssel raspeln. Honig und Zitronensaft, Kräuter und das Öl untermengen.

2 Die Sonnenblumenkerne in einer beschichteten Pfanne ohne Fettzugabe leicht anrösten. Etwas abkühlen lassen, dann unter die Rohkost mischen.

3 Die Rohkost entweder auf zwei Schälchen verteilen oder portionsweise abpacken, in den Kühlschrank stellen und am nächsten Tag zur Arbeit mitnehmen.

Radieschenbrot mit Kresse
Saftig und würzig

Zubereitungszeit: ca. 5 Minuten

Eine Portion enthält:
153 kcal (640 kJ)	22 g Kohlenhydrate
10 g Eiweiß	5 g Ballaststoffe
3 g Fett	8 mg Cholesterin

Zutaten für 1 Portion
1 Scheibe Roggenvollkornbrot (50 g)
2 EL körniger Frischkäse (50 g, 20 % F. i. Tr.)
½ Kästchen Kresse (10 g)
einige Radieschen (30 g)
weißer Pfeffer, Kräutersalz

Zubereitung
1 Auf die Brotscheibe den Frischkäse verteilen. Die Kresse mit einer Schere knapp über dem Substrat abschneiden und auf den Frischkäse geben.

2 Die Radieschen waschen, putzen und in dünne Scheiben schneiden. Diese schuppenartig auf dem Brot anordnen und leicht mit Pfeffer sowie Kräutersalz würzen.

TIPP
Statt Radieschen können Sie auch Gurken- oder Kirschtomatenscheiben nehmen.

Tomatenquark mit Knäckebrot
Frisch und pikant

Zubereitungszeit: ca. 10 Minuten

Eine Portion enthält:
70 kcal (293 kJ) 10 g Kohlenhydrate
4 g Eiweiß 3 g Ballaststoffe
1 g Fett 8 mg Cholesterin

Zutaten für 2 Portionen
100 g Kirschtomaten
1 Stück rote Paprikaschote (30 g)
½ kleine Schalotte
1 TL frische Petersilie, gewiegt
50 g körniger Frischkäse (20 % F. i. Tr.)
weißer Pfeffer, Paprikapulver edelsüß, Salz
2 Scheiben Vollkornknäckebrot (à 10 g)

Zubereitung
1 Die Kirschtomaten und das Paprikastück waschen, trocken tupfen und klein schneiden. Die Schalottenhälfte abziehen und fein wiegen. Das Ganze zusammen mit der Petersilie in eine kleine Schüssel geben und mischen.
2 Den Frischkäse untermengen und den Aufstrich mit Pfeffer, Paprika und Salz würzen. Mit Knäckebrot servieren.

Sauerkirsch-Smoothie
Frisch und fruchtig

Zubereitungszeit: ca. 10 Minuten

Eine Portion enthält:
139 kcal (582 kJ) 24 g Kohlenhydrate
7 g Eiweiß 1 g Ballaststoffe
1 g Fett 2 mg Cholesterin

Zutaten für 2 Portionen
200 g frische Sauerkirschen (entsteint)
2 EL Manuka-Honig (aus dem Reformhaus)
300 g gerührter Magermilchjoghurt
1 Msp. Vanillezucker
1 Prise Zimt nach Geschmack

Zubereitung
1 Die Sauerkirschen waschen, entsteinen und in den Mixer geben. Den Honig hinzufügen. Das Ganze kräftig durchmixen.
2 Den gut gekühlten Joghurt untermixen. Den Drink mit Vanillezucker und ein wenig Zimt abschmecken und in zwei Gläser füllen.

Aprikosen-Smoothie
Fruchtig und erfrischend

Zubereitungszeit: ca. 10 Minuten	
Eine Portion enthält:	
110 kcal (460 kJ)	19 g Kohlenhydrate
5 g Eiweiß	1 g Ballaststoffe
0,3 g Fett	1 mg Cholesterin

Zutaten für 2 Portionen
120 g frische Aprikosen
50 ml Orangensaft
1–2 TL Honig
200 g gut gekühlter, gerührter Magermilchjoghurt (0,3 % Fett)
1 Prise gemahlener Ingwer
4 Eiswürfel

Zubereitung
1 Die Aprikosen waschen, halbieren, entsteinen und klein schneiden.
2 Die Früchte zusammen mit dem Orangensaft sowie dem Honig in ein hohes Rührgefäß geben und mit dem Pürierstab zermusen.
3 Den Joghurt hinzugeben und das Ganze mit dem Pürierstab kräftig durchmixen, bis der Drink schaumig wird. Mit Ingwer abschmecken, dann in zwei Gläser mit jeweils zwei Eiswürfeln füllen. Mit dicken Trinkhalmen sofort servieren.

> **TIPP**
>
> Statt Aprikosen können Sie auch andere weiche und kernlose Früchte nehmen wie Bananen, Pfirsiche, Nektarinen, Erdbeeren und Himbeeren. Bei gerührtem Magermilchjoghurt handelt es sich um Joghurt, der während seiner Säuerung in großen Tanks ständig gerührt wird und dadurch seine cremige Konsistenz erhält (Tanksäuerung). Im Gegensatz zu Magermilchjoghurt, der im Becher säuert (Bechersäuerung) und stichfest ist, weist der gerührte Magermilchjoghurt nicht den wässrigen, ziemlich säuerlichen Geschmack von stichfestem auf. Wer gerne Smoothies trinkt, sollte beim Einkauf auf gerührten Magermilchjoghurt achten. Meist gibt es ihn wie Buttermilch und Kefir im 500-g-Becher.

Waikiki-Smoothie
Exotisch und vitaminreich

Zubereitungszeit: ca. 5 Minuten

Eine Portion enthält:
153 kcal (640 kJ) 32 g Kohlenhydrate
4 g Eiweiß 2 g Ballaststoffe
1 g Fett 2 mg Cholesterin

Zutaten für 1 Portion
100 ml Ananassaft
30 ml Acerolasaft (aus dem Reformhaus)
125 g Buttermilch
1 TL Kokosnuss-Sirup (10 ml)
1 TL Kokosflocken für den Glasrand
nach Belieben ein Fruchtspieß zum Garnieren

Zubereitung
1 Den Ananassaft mit dem Acerolasaft, der Buttermilch und dem Sirup verquirlen.
2 Ein Glas mit dem Rand in etwas Wasser tauchen, dann in Kokosraspel. Den Drink einfüllen und nach Belieben mit einem Fruchtspieß dekoriert servieren.

Himbeer-Smoothie
Fruchtig und leicht

Zubereitungszeit: ca. 10 Minuten

Eine Portion enthält:
121 kcal (506 kJ) 19 g Kohlenhydrate
7 g Eiweiß 5 g Ballaststoffe
1 g Fett 2 mg Cholesterin

Zutaten für 2 Portionen
200 g Himbeeren
300 g gerührter Magermilchjoghurt
2 TL Manuka-Honig (20 g, Reformhaus)
1 Spritzer Zitronensaft

Zubereitung
1 Die Himbeeren waschen und verlesen. In einen Mixer geben und kurz pürieren.
2 Den Joghurt und den Honig untermixen und den Drink mit Zitronensaft abschmecken.
3 Den Drink in zwei Gläser füllen und sofort servieren.

TIPP

Probieren Sie den Drink auch mit Heidelbeeren. Sie können auch TK-Früchte verwenden. Bei Früchten aus Glas und Dose bitte den Zuckergehalt beachten!

Aprikosen-Mix mit Honig und Weizenkeimen
Fruchtig und aromatisch

Zubereitungszeit: ca. 10 Minuten

Eine Portion enthält:
137 kcal (573 kJ)　22 g Kohlenhydrate
9 g Eiweiß　2 g Ballaststoffe
1 g Fett　2 mg Cholesterin

Zutaten für 1 Portion
3 vollreife Aprikosen
150 g gerührter Magermilchjoghurt
1 TL Manuka-Honig (aus dem Reformhaus)
1 EL Weizenkeime

Zubereitung
1 Die Aprikosen waschen, mit Küchenkrepp trocken tupfen, halbieren, entsteinen und klein schneiden. In ein hohes Rührgefäß geben und mit einem Pürierstab fein zermusen.
2 Den Joghurt und den Honig untermixen.
3 Den Drink in ein Glas geben und mit Weizenkeimen bestreuen. Sofort servieren.

Fruchtsaft-Mix
Schnell und sättigend

Zubereitungszeit: ca. 5 Minuten

Eine Portion enthält:
195 kcal (825 kJ)　37 g Kohlenhydrate
6 g Eiweiß　5 g Ballaststoffe
3 g Fett　0 mg Cholesterin

Zutaten für 1 Portion
250 ml Fruchtsaft (z. B. Orangensaft, evtl. frisch gepresst)
4 EL Haferkleieflocken

Zubereitung
1 Den Fruchtsaft in ein hohes Rührgefäß geben, die Haferkleieflocken untermischen und das Ganze mit dem Pürierstab gut verquirlen.
2 In ein Glas füllen und mit dickem Trinkhalm servieren.

> **TIPP**
>
> Statt Orangensaft können Sie auch andere Säfte verwenden. Auch Fruchtnektare, die es in sehr vielen Sorten gibt, eignen sich. Da sie aber mit Zuckerzusatz hergestellt sind, enthalten sie mehr Kalorien als der pure Saft

Erdbeer-Buttermilch
Erfrischend und sättigend

Zubereitungszeit: ca. 10 Minuten

Eine Portion enthält:
148 kcal (618 kJ)	19 g Kohlenhydrate
9 g Eiweiß	7 g Ballaststoffe
3 g Fett	5 mg Cholesterin

Zutaten für 1 Portion
80 g Erdbeeren
125 g Buttermilch
1 Msp. abgeriebene Zitronenschale (unbehandelt)
4 EL Haferkleieflocken
etwas Honig oder Süßstoff zum Abschmecken

Zubereitung
1 Die Erdbeeren waschen, putzen und klein schneiden.
2 Die Früchte zusammen mit Buttermilch, Zitronenabrieb und Haferkleieflocken in ein hohes Rührgefäß geben und mit dem Pürierstab kräftig durchmixen.
3 Den Drink nach Belieben mit Honig oder Süßstoff abschmecken.

TIPP
Wenn Sie 1 TL Honig zum Süßen verwenden, erhöht sich der Kaloriengehalt um 33 kcal und der Kohlenhydratgehalt um 8 g.

Kräuter-Shake
Würzig und vitaminreich

Zubereitungszeit: ca. 10 Minuten

Eine Portion enthält:
99 kcal (414 kJ)	9 g Kohlenhydrate
8 g Eiweiß	1 g Ballaststoffe
3 g Fett	12 mg Cholesterin

Zutaten für 2 Portionen
2 Handvoll frische Kräuter (Kresse, Petersilie, Dill, Schnittlauch, Kerbel, Basilikum)
1 kleine Schalotte (10 g)
400 g fettarmer Kefir
weißer Pfeffer, Salz
1 Spritzer Zitronensaft

Zubereitung
1 Die Kräuter waschen, trocken schütteln und grob wiegen. Die Schalotte abziehen und klein schneiden. Beides in einen Mixer oder in ein hohes Rührgefäß geben und pürieren.
2 Dabei nach und nach den Kefir zugeben und alles schön schaumig mixen. Mit Pfeffer, sowie Zitronensaft würzen.
3 Den Drink in zwei Gläser gießen und gekühlt servieren.

Gemüse-Drink
Pikant und schnell fertig

Zubereitungszeit: ca. 5 Minuten

Eine Portion enthält:
124 kcal (518 kJ)   19 g Kohlenhydrate
6 g Eiweiß   5 g Ballaststoffe
2 g Fett   0 mg Cholesterin

Zutaten für 1 Portion
4 EL Haferkleieflocken
125 ml Tomatensaft
125 ml Karottensaft, ungesüßt
1 EL Zitronensaft

Zubereitung
1 Die Haferkleieflocken zusammen mit den Säften in ein hohes Rührgefäß geben und mit dem Pürierstab gut durchmixen.
2 Den Drink in ein Glas geben, kühl servieren.

TIPP

Sie können den Drink auch in einen Suppenteller geben und als Kaltschale zum Löffeln servieren.

Gemüse-Brottrunk-Mix
Herzhaft und würzig

Zubereitungszeit: ca. 5 Minuten

Eine Portion enthält:
44 kcal (184 kJ)   7 g Kohlenhydrate
1 g Eiweiß   1 g Ballaststoffe
0,4 g Fett   0 mg Cholesterin

Zutaten für 1 Portion
150 ml Gemüsesaft
50 ml Brottrunk
1 TL Haferkleieflocken
weißer Pfeffer

Zubereitung
Den Gemüsesaft mit Brottrunk und Haferkleieflocken verquirlen und mit Pfeffer würzen.
2 Den Drink in ein Glas geben, kühl servieren.

TIPP

Brottrunk wird aus Brot hergestellt, das aus eigens dafür angebautem Biogetreide in einem speziellen Verfahren gebacken wird. Dem Brottrunk werden aufgrund seines hohen Gehalts an aktiven Milchsäurebakterien etliche gesundheitsfördernde Wirkungen zugeschrieben. Er senkt beispielsweise die Blutfettwerte nachweislich, wobei der Mechanismus noch nicht hinreichend geklärt ist. Brottrunk schmeckt am besten gemixt mit Frucht- und Gemüsesäften.

Rote-Beete-Drink
Frisch und pikant

Zubereitungszeit: ca. 5 Minuten

Eine Portion enthält:
84 kcal (351 kJ)	14 g Kohlenhydrate
6 g Eiweiß	0 g Ballaststoffe
unter 0,5 g Fett	0 mg Cholesterin

Zutaten für 1 Portion
150 g gerührter Magermilchjoghurt
100 g Rote-Beete-Saft
2 EL Artischockensaft (aus dem Reformhaus)
geriebene Muskatnuss zum Abschmecken

Zubereitung
1 Den Joghurt mit den Säften verquirlen.
2 Die Mischung mit Muskat abschmecken und in ein Glas gießen.

TIPP

Artischockensaft ist ein hochwertiger Heilpflanzensaft mit lipidsenkender Wirkung. Er wird durch Pressung der frischen Artischockenblüten gewonnen. Er steigert die Gallenproduktion und fördert den Gallenfluss, damit nimmt er Einfluss auf die Fettverdauung sowie auf den Cholesterinstoffwechsel. Fett, und damit auch das Cholesterin, wird besser verdaut und vermehrt ausgeschieden. Außerdem wird die körpereigene Cholesterinsynthese gehemmt.

Karotten-Mixgetränk
Entschlackend und harntreibend

Zubereitungszeit: ca. 5 Minuten

Eine Portion enthält:
69 kcal (289 kJ)	10 g Kohlenhydrate
4 g Eiweiß	0 g Ballaststoffe
2 g Fett	5 mg Cholesterin

Zutaten für 1 Portion
100 ml fettarme Milch
100 ml Karottensaft, ungesüßt
2 EL Brennnesselsaft (Reformhaus oder Apotheke)
weißer Pfeffer, geriebene Muskatnuss, Salz

Zubereitung
1 Die Milch mit dem Karotten- und Brennnesselsaft verquirlen.
2 Die Mischung mit Pfeffer, Muskat sowie Salz abschmecken und in ein Glas geben. Kühl trinken.

TIPP

Brennnesselsaft wirkt entschlackend und harntreibend. Er wird erfolgreich in der Frühjahrskur eingesetzt. Mixgetränke mit Brennnesselsaft unterstützen das Abnehmen.

Pikanter Gemüse-Drink

Entschlackend und gallefördernd

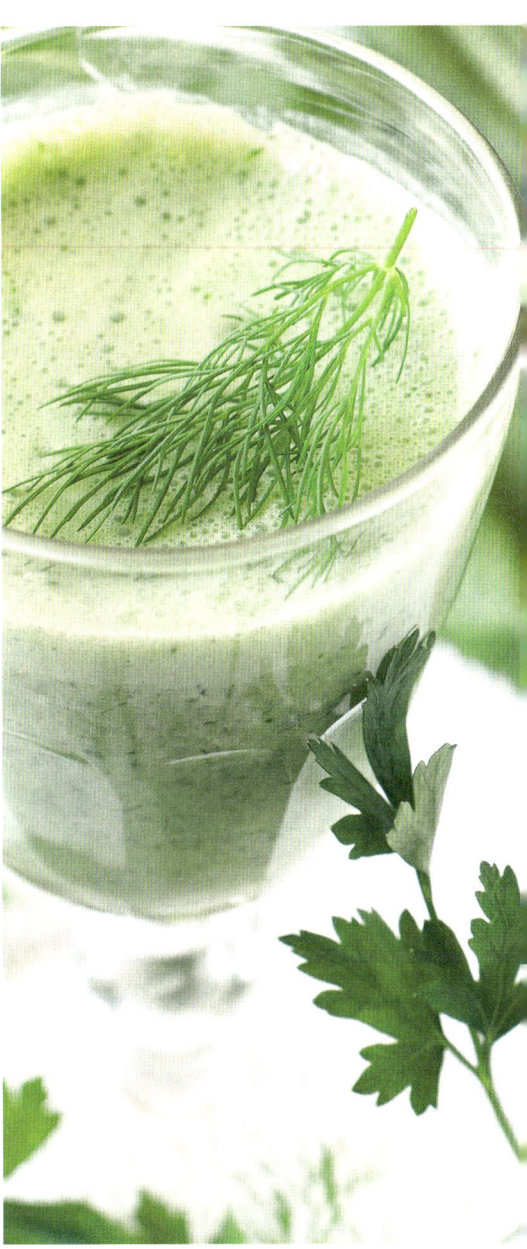

Zubereitungszeit: ca. 5 Minuten

Eine Portion enthält:
61 kcal (255 kJ)	9 g Kohlenhydrate
6 g Eiweiß	1 g Ballaststoffe
unter 0,5 g Fett	0 g Cholesterin

Zutaten für 1 Portion

150 g gerührter Magermilchjoghurt
100 ml Gemüsesaft
2 EL Löwenzahnsaft (Reformhaus oder Apotheke)
weißer Pfeffer, Salz
Petersilie, fein gewiegt, für den Glasrand

Zubereitung

1 Den Joghurt mit den Säften verquirlen.
2 Den Drink mit Pfeffer und Salz abschmecken.
3 Die Petersilie auf einen Unterteller streuen. Ein Glas mit dem Rand in Wasser tauchen, dann in die Petersilie. Den Drink ins Glas füllen und kühl servieren.

TIPP

Löwenzahnsaft wirkt aufgrund der Bitterstoffe galleanregend und unterstützt die Fettverdauung. Er unterstützt die Lebertätigkeit und die Regeneration der Leberzellen bei Lebererkrankungen. Außerdem wird er zur Entschlackung bei Frühjahrskuren eingesetzt.

MIT ORIGINELLEN DRINKS GEGEN DEN DURST

Trinken ist grundsätzlich wichtiger als Essen – sofern es sich um die richtigen Getränke handelt. Mindestens zwei Liter sollte der Mensch täglich trinken – zur Aufrechterhaltung aller Stoffwechselprozesse, für die Nierentätigkeit und die Verdauung, für die körperliche und geistige Fitness und nicht zuletzt für das Wohlbefinden und die Schönheit. In der cholesterinarmen und ballaststoffbetonten Kost kommt der ausreichenden Flüssigkeitszufuhr eine besonders große Bedeutung zu. Durstlöscher Nummer Eins ist Wasser in all seinen Formen – und das ist gut so. Aber man möchte gerne auch mal etwas anderes trinken, am besten etwas Selbstgemixtes, weil man dann weiß, was drin ist. An zweiter Stelle steht nicht nur aus gesundheitlicher Sicht der Tee in seiner ganzen Vielfalt, gefolgt von Frucht- und Gemüsesaft. Gute Flüssigkeitslieferanten sind außerdem viele wasserreiche Obst- und Gemüsesorten wie Erd- und Himbeeren, Äpfel, Birnen sowie Weintrauben.

Unschlagbar im Wassergehalt sind Melonen und Gurken, gefolgt von Tomaten. Dass Früchte und Gemüse miteinander harmonieren, beweisen die Rezepte in diesem Kapitel. Auch lassen sich mit natürlichen Pflanzensäften gesunde Drinks mixen, die helfen, den Cholesterinspiegel zu senken und den Gallenfluss anzuregen.

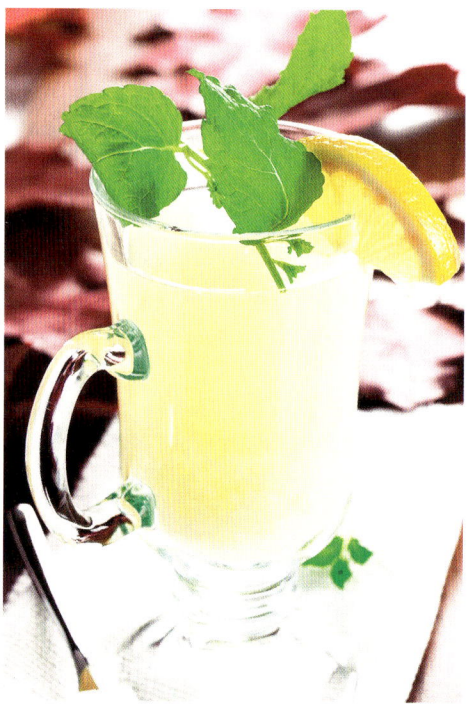

Teebowle mit Himbeeren
Fruchtig und erfrischend

Zubereitungszeit: ca. 15 Minuten
Zeit zum Kühlen: 2 Stunden

Eine Portion (Glas) enthält:
124 kcal (519 kJ)   30 g Kohlenhydrate
1 g Eiweiß   2 g Ballaststoffe
0 g Fett   0 mg Cholesterin

Zutaten für 1 Liter (4 Gläser)
4 Beutel Waldbeer-Früchtetee
4 EL Himbeersirup
20 g weißer Kandiszucker
200 g Himbeeren
300 ml Apfelsaft
200 ml Tonic Water
Eiswürfel

Zubereitung
1 Die Teebeutel mit 500 ml kochendem Wasser aufgießen, 6 Minuten ziehen lassen, dann ausdrücken und entfernen. Den Tee kalt stellen.

2 Den Himbeersirup und den Kandiszucker in einen großen Krug oder ein Bowlegefäß geben. Die Himbeeren waschen, verlesen und dazugeben. Den Tee eingießen und das Ganze leicht verrühren.

3 Den Apfelsaft dazugeben und zuletzt das Tonic Water eingießen. Eiswürfel auf Gläser verteilen und den Drink mit den Früchten einfüllen.

Ginger-Mate-Drink
Erfrischend und prickelnd

Zubereitungszeit: ca. 10 Minuten
Zeit zum Kühlen: ca. 1 Stunde

Eine Portion enthält:
43 kcal (178 kJ)   11 g Kohlenhydrate
0 g Eiweiß   0 g Ballaststoffe
0 g Fett   0 mg Cholesterin

Zutaten für 4 Portionen (Gläser)
4 Teebeutel Mate-Tee
25 g brauner Kandiszucker
4 Schnitze unbehandelte Orange
4 Eiswürfel
200 ml Ginger Ale

Zubereitung
1 Die Teebeutel mit 400 ml kochendem Wasser aufgießen, 5 Minuten ziehen lassen, dann die Teebeutel herausnehmen, ausdrücken und entfernen. Den Kandiszucker zum heißen Tee geben und den Tee kalt stellen.

2 Je einen Orangenschnitz und einen Eiswürfel in ein Glas geben, den Tee darübergießen und mit Ginger Ale auffüllen.

Melonen-Drink
Erfrischend und süffig

Zubereitungszeit: ca. 10 Minuten

Eine Portion enthält:
65 kcal (271 kJ)	15 g Kohlenhydrate
0 g Eiweiß	0 g Ballaststoffe
0 g Fett	0 mg Cholesterin

Zutaten für 4 Portionen (Gläser)
300 g kräftig rotes Wassermelonen-Fruchtfleisch
1 TL flüssiger Honig
1 EL frisch gepresster Limettensaft
3 EL gestoßenes Eis
300 ml gut gekühltes Grapefruit- oder Blutorangengetränk (ohne Kohlensäure)

Zubereitung
1 Das Wassermelonenfruchtfleisch im Mixer pürieren, den Honig und den Limettensaft dazugeben und das Ganze auf vier Cocktailgläser verteilen.
2 Das Eis auf die Gläser verteilen, darüber das Grapefruit- oder Blutorangengetränk gießen.

Vita Vitale
Mistelsaft wirkt gefäßerweiternd und schützt vor Arterienverkalkung

Zubereitungszeit: ca. 5 Minuten

Eine Portion enthält:
38 kcal (159 kJ)	6 g Kohlenhydrate
2 g Eiweiß	kaum Ballaststoffe
kaum Fett	0 mg Cholesterin

Zutaten für 1 Portion (Glas)
200 ml Tomatensaft
2 EL Mistelsaft (Reformhaus oder Apotheke)
schwarzer Pfeffer aus der Mühle, Selleriesalz, Petersilie fein gewiegt

Zubereitung
1 Den Tomatensaft mit Mistelsaft mixen und mit Pfeffer sowie Salz würzen.
2 Den Rand eines Glases anfeuchten, in fein gewiegte Petersilie tauchen, dann den Drink einfüllen.

Wangenrot

Weißdornsaft stärkt Herz und Kreislauf

Zubereitungszeit: ca. 5 Minuten

Eine Portion enthält:
76 kcal (18 kJ)	16 g Kohlenhydrate
2 g Eiweiß	kaum Ballaststoffe
kaum Fett	0 mg Cholesterin

Zutaten für 1 Portion (Glas)

200 ml Rote-Beete-Saft
2 EL Weißdornsaft (Reformhaus oder Apotheke)
geriebene Muskatnuss

Zubereitung

1 Den Rote-Beete-Saft mit Weißdornsaft verquirlen und den Drink mit etwas Muskat würzen.
2 In ein Glas füllen und kühl trinken.

Fitness-Karotte

Artischockensaft fördert den Gallenfluss und den Fettstoffwechsel

Zubereitungszeit: ca. 5 Minuten

Eine Portion enthält:
49 kcal (205 kJ)	10 g Kohlenhydrate
1 g Eiweiß	1 g Ballaststoffe
kaum Fett	0 mg Cholesterin

Zutaten für 1 Portion (Glas)

200 ml Karottensaft, ungesüßt
2 EL Artischockensaft (Reformhaus oder Apotheke)
weißer Pfeffer
1 Spritzer Zitronensaft

Zubereitung

1 Den Karottensaft mit Artischockensaft verquirlen und mit Pfeffer sowie Zitronensaft würzen.
2 Den Drink in ein Glas füllen und kühl trinken.

„Beerenstark" schwarz
Erfrischend und spritzig

Zubereitungszeit: ca. 5 Minuten	
Eine Portion enthält:	
84 kcal (352 kJ)	17 g Kohlenhydrate
1 g Eiweiß	0 g Ballaststoffe
0 g Fett	0 mg Cholesterin

Zutaten für 1 Portion (Glas)
150 ml Dinkeltrunk (Bioladen, Reformhaus und Apotheke)
125 ml schwarzer Johannisbeernektar
Eiswürfel

Zubereitung
1 Den Dinkeltrunk mit schwarzem Johannisbeernektar mischen.
2 Die Eiswürfel in ein großes Glas geben und den Drink darauf füllen.

> **TIPP**
>
> Beim Dinkeltrunk handelt es sich um „flüssiges Dinkelbrot". Das Brot wird natursauer vergoren und enthält wertvolle Brotmilchsäurebakterien, die die Darmflora im Gleichgewicht halten und das Immunsystem unterstützen. Der Dinkeltrunk lässt sich gut mit Frucht- und Gemüsesäften mixen.

„Beerenstark" rot
Prickelnd und erfrischend

Zubereitungszeit: ca. 5 Minuten	
Eine Portion enthält:	
64 kcal (268 kJ)	13 g Kohlenhydrate
1 g Eiweiß	0 g Ballaststoffe
0 g Fett	0 mg Cholesterin

Zutaten für 1 Portion (Glas)
125 ml Dinkeltrunk
100 ml roter Johannisbeernektar
Eiswürfel
Mineralwasser mit Kohlensäure

Zubereitung
1 Den Dinkeltrunk mit rotem Johannisbeernektar mixen und über zwei Eiswürfel in ein großes Glas gießen.
2 Mit Mineralwasser auffüllen.

Zaubertrank
Fruchtig und süffig

Zubereitungszeit: ca. 5 Minuten

Eine Portion enthält:
103 kcal (431 kJ)	21 g Kohlenhydrate
1 g Eiweiß	1 g Ballaststoffe
kaum Fett	0 mg Cholesterin

Zutaten für 1 Portion (Glas)
50 ml Karottensaft, ungesüßt
150 ml naturtrüber Apfelsaft
3 EL Artischockensaft (Reformhaus oder Apotheke)
Eiswürfel

Zubereitung
1 Die Säfte miteinander verquirlen.
2 Eiswürfel in ein Glas geben und die Mischung darübergießen

TIPP

Artischockensaft wird aus Artischockenblättern gepresst, die die gallefördernden Bitterstoffe enthalten. Diese regen den Gallenfluss an, fördern die Fettverdauung und wirken cholesterinsenkend. Am besten trinkt man den Saft, gemixt mit Frucht- oder Gemüsesaft, 20 bis 30 Minuten vor einer Mahlzeit, denn so kann der Körper die Wirkung der Bitterstoffe auf den Verdauungsapparat am besten nutzen.

Vitaminsky
Fruchtig und aromatisch

Zubereitungszeit: ca. 5 Minuten

Eine Portion enthält:
110 kcal (460 kJ)	24 g Kohlenhydrate
1 g Eiweiß	1 g Ballaststoffe
kaum Fett	0 mg Cholesterin

Zutaten für 1 Portion (Glas)
100 ml Apfelsaft
150 ml Karottensaft, ungesüßt
1 TL Manuka-Honig (aus dem Reformhaus)
etwas Zimt, gemahlen

Zubereitung
1 Die Säfte miteinander verrühren, mit Honig süßen und mit Zimt würzen.
2 Den Drink in ein schönes Glas füllen und kühl servieren.

Grapefruit-Karotten-Mix
Vitaminreich und erfrischend

Zubereitungszeit: ca. 5 Minuten

Eine Portion enthält:
66 kcal (276 kJ)   14 g Kohlenhydrate
1 g Eiweiß   1 g Ballaststoffe
kaum Fett   0 mg Cholesterin

Zutaten für 1 Portion (Glas)
100 ml Grapefruitsaft
100 ml Karottensaft, ungesüßt
2 EL Acerola-Fruchtsaft (Reformhaus oder Apotheke)
Eiswürfel
Mineralwasser mit wenig Kohlensäure
1 Schnitz Grapefruit zum Garnieren

Zubereitung
1 Den Grapefruitsaft mit Karottensaft und Acerola-Fruchtsaft verquirlen.
2 Einige Eiswürfel in ein großes Glas geben und den Saftmix einfüllen. Mit Mineralwasser auffüllen und das Glas mit einem Schnitz Grapefruit garnieren.

Iced Mint
Erfrischend und würzig

Zubereitungszeit: ca. 15 Minuten
Zeit zum Kühlen: ca. 1 Stunde

Eine Portion enthält:
73 kcal (305 kJ)   18 g Kohlenhydrate
0 g Eiweiß   0 g Ballaststoffe
0 g Fett   0 mg Cholesterin

Zutaten für 4 Portionen (Gläser)
2 Beutel Minze-Honig-Tee
6–8 EL Pfefferminz-Sirup
2 EL Zucker
zerstoßenes Eis

Zubereitung
1 Die Teebeutel mit 200 ml kochendem Wasser aufgießen, 6 Minuten ziehen lassen, dann die Teebeutel herausnehmen, ausdrücken und den Tee kalt stellen.
2 Für die Zuckerränder etwas Sirup in einen kleinen Teller geben, in einen zweiten Zeller den Zucker streuen. Die Ränder von vier Cocktailgläsern nacheinander zuerst in Sirup, dann in Zucker tauchen und antrocknen lassen.
3 Die Gläser zu zwei Drittel mit zerstoßenem Eis füllen, den restlichen Sirup sowie den Tee darauf verteilen und die Drinks servieren.

Green Passion
Erfrischend und süffig

Zubereitungszeit: ca. 10 Minuten
Zeit zum Kühlen: ca. 1 Stunde

Eine Portion enthält:
120 kcal (502 kJ)	25 g Kohlenhydrate
unter 1 g Eiweiß	0 g Ballaststoffe
unter 1 g Fett	0 mg Cholesterin

Zutaten für 4 Portionen (Gläser)
- 4 Teebeutel Grüner Tee Zitrone
- je 2 Zitronen und Limetten
- 8 EL brauner Zucker
- 20 Minzblättchen
- 4 EL Limejuice
- 16 Eiswürfel

Zubereitung

1 Die Teebeutel mit 600 ml kochendem Wasser aufgießen, 4 Minuten ziehen lassen, dann die Teebeutel ausdrücken und entfernen. Den Tee kalt stellen.

2 Die Zitronen und Limetten waschen, abtrocknen und achteln. Mit braunem Zucker und Minzeblättchen auf vier Gläser verteilen und kurz mit einem Stößel kräftig zerstoßen.

3 Limejuice und Tee dazugeben, umrühren und mit Eiswürfeln auffüllen.

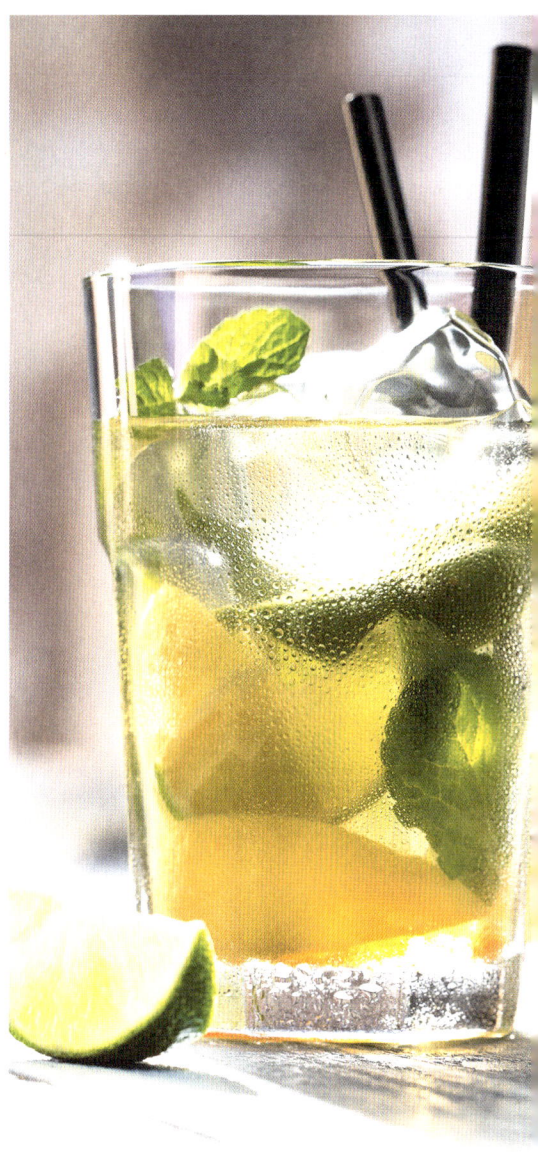

Minz-Orangen-Punsch
Feurig, würzig und originell

Zubereitungszeit: ca. 20 Minuten
Zeit zum Kühlen des Karamells: ca. 1 Stunde

Eine Portion enthält:
143 kcal (598 kJ)	31 g Kohlenhydrate
1 g Eiweiß	0 g Ballaststoffe
1 g Fett	0 mg Cholesterin

Zutaten für 2 Portionen (Gläser)
- 2 Kardamomkapseln
- ½ TL Pflanzenöl
- 50 g Zucker
- 2 TL bunte Pfefferkörner
- 2 TL Anissamen
- 2 Teebeutel Minze-Honig-Tee
- 1 unbehandelte Orange

Zubereitung

1 Für den Gewürzkaramell die Kardamomkapseln aufbrechen und die Samen herauslösen. Ein Backblech mit Öl einstreichen. Den Zucker und die Gewürze in eine beschichtete Pfanne geben und bei milder Hitze den Zucker schmelzen lassen. Sobald er eine hellbraune Farbe angenommen hat, den Karamell dünn auf das Blech gießen und vollständig erstarren lassen.

2 Die Teebeutel mit 400 ml kochendem Wasser aufgießen, 6 Minuten ziehen lassen, die Teebeutel ausdrücken und entfernen.

3 Die Orangen heiß abwaschen, abtrocknen und in dünne Scheiben schneiden. Diese auf zwei Teegläser verteilen.

4 Den Gewürzkaramell in Stücke brechen, einen Teil in die Teegläser geben, den Rest zum Nachsüßen in ein Schälchen füllen. Den heißen Tee in die Gläser gießen.

Love Affair

Aufregend prickelnd und fruchtig

Zubereitungszeit: ca. 10 Minuten
Zeit zum Kühlen: ca. 1 Stunde

Eine Portion enthält:

64 kcal (268 kJ)	6 g Kohlenhydrate
kaum Eiweiß	3 g Ballaststoffe
kaum Fett	0 mg Cholesterin

Zutaten für 4 Portionen (Gläser)

4 Teebeutel Waldbeere
250 g Himbeeren
1–2 EL flüssiger Honig
Crushed Ice (gestoßenes Eis)
200 ml Prosecco

Zubereitung

1 Die Teebeutel mit 400 ml kochendem Wasser aufgießen, 8 Minuten ziehen lassen, dann die Teebeutel ausdrücken, entfernen und den Tee kalt stellen.

2 Die Himbeeren waschen, verlesen und durch ein Haarsieb passieren.

3 Den Tee zusammen mit Honig und Himbeerepüree in einen Shaker geben und gut schütteln.

4 Das Crushed Ice in vier Rotweingläser verteilen, den Inhalt aus dem Shaker darauf verteilen und das Ganze mit Prosecco auffüllen.

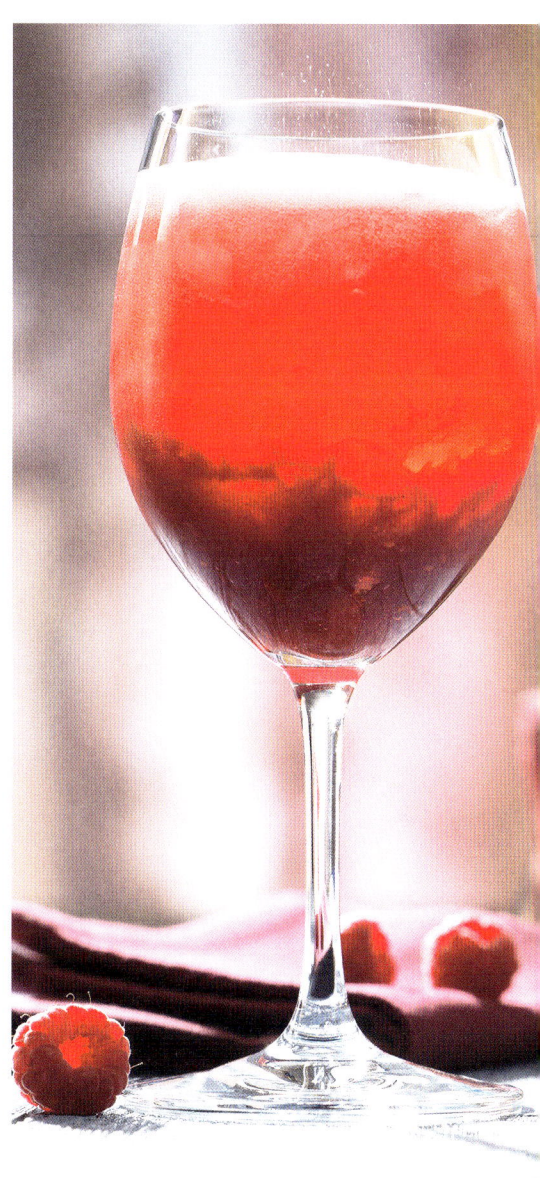

LUST AUF SÜSSES?

Früher standen Süßspeisen unter dem Begriff „Fastenspeisen" öfter als Fleisch auf dem Tisch, das es meist nur am Sonntag und zu besonderen Anlässen gab. Heute ist es umgekehrt. Die ältere Generation erinnert sich sicher noch gern an Mehlspeisen wie Kirschenmichel, Reisauflauf, Grießschmarrn, Apfelpfannkuchen & Co. Es wurde an Eiern, Fett und Zucker nicht gespart – im Falle eines erhöhten Cholesterinspiegels müssen hier jedoch Abstriche gemacht werden. Süße Gerichte sind keineswegs verboten, sofern sich die Kalorien- und Cholesteringehalte in Grenzen halten. Viele Rezepte gelingen nicht ohne Eier. Aber wenn es ein Rezept für die ganze Familie ist, dann ist die Zugabe von einem oder zwei Eiern durchaus vertretbar. Man muss den Cholesteringehalt durch andere Mahlzeiten ausgleichen, damit die Kost nicht über 300 mg Cholesterin pro Tag enthält. Eine kleine, aber feine Auswahl von Süßspeisen finden Sie auf den folgenden Seiten.

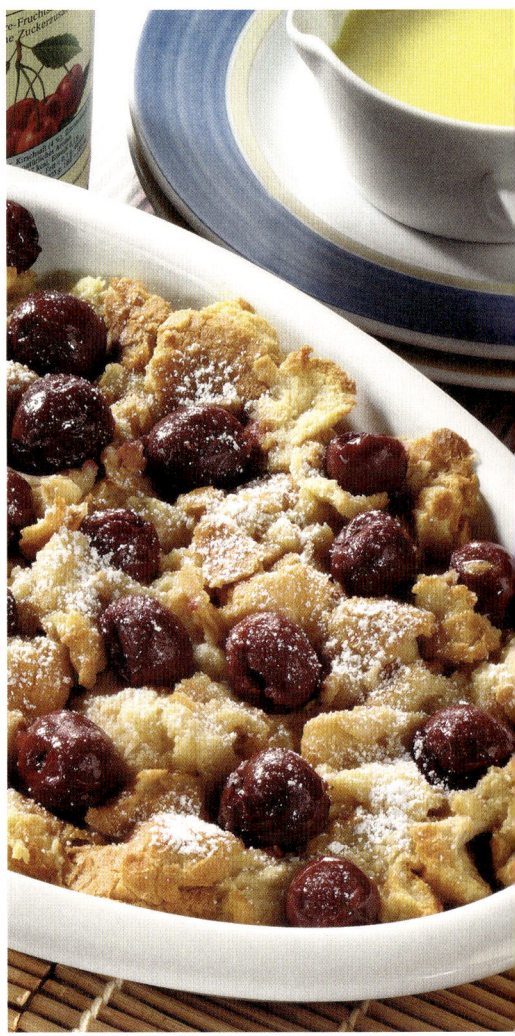

Kirschenmichel
Süßes Hauptgericht, fruchtig und einfach

Zubereitungszeit: ca. 30 Minuten
Backzeit: ca. 35 Minuten

Eine Portion enthält:

560 kcal (2343 kJ)	96 g Kohlenhydrate
18 g Eiweiß	8 g Ballaststoffe
10 g Fett	168 mg Cholesterin

Zutaten für 4 Portionen

8 altbackene Brötchen (je zur Hälfte aus Weiß- und Vollkornmehl)
2 EL kernige Haferflocken
700 ml fettarme Milch
2 Eier (Gewichtsklasse M)
1 Prise Salz
abgeriebene Zitronenschale (unbehandelt)
50 g Zucker
Zimt oder Ingwerpulver
750 g Süßkirschen
Öl für die Form
1 EL Pflanzenmargarine in Flöckchen

TIPP

Statt Kirschen eignen sich auch Äpfel, Birnen, Zwetschgen oder Mirabellen. Der Kirschenmichel schmeckt auch kalt als Kuchen zum Kaffee oder Tee.

Zubereitung

1 Die Brötchen in sehr dünne Scheiben schneiden, zusammen mit den Haferflocken in eine Schüssel geben. Die Hälfte der Milch erhitzen und darübergeben. Alles kurz durchziehen lassen.

2 Die restliche Milch mit Eiern, Salz, Zitronenschale, Zucker und Zimt oder Ingwerpulver verquirlen und zur Brötchenmasse geben. Alles gut miteinander vermengen. Eine hitzefeste Form mit Öl ausstreichen und den Backofen auf 200 °C vorheizen.

3 Die Kirschen waschen, entstielen und entsteinen.

4 Die Brötchenmasse mit einer Schaumkelle aus der Eiermilch heben, etwas abtropfen lassen, dann abwechselnd mit den Kirschen in die Form schichten. Auf die letzte Brötchenschicht die restlichen Kirschen verteilen und die restliche Eiermilch darübergeben. Die Margarine in Flöckchen darauf verteilen und das Ganze auf der zweituntersten Einschubleiste etwa 35 Minuten backen.

Aufgezogener Apfelreis
Für die ganze Familie, einfach

Zubereitungszeit: ca. 10 Minuten
Backzeit: ca. 40 Minuten

Eine Portion enthält:
393 kcal (1643 kJ)	69 g Kohlenhydrate
12 g Eiweiß	4 g Ballaststoffe
7 g Fett	15 mg Cholesterin

Zutaten für 4 Portionen

Margarine für die Form
150 g Milchreis (Rohgewicht)
1 l fettarme Milch
1 Prise Salz, etwas Zimt
2 EL Rosinen (30 g)
1 Päckchen Vanillezucker
30 g Zucker
500 g Äpfel
1 EL flüssige Pflanzenmargarine zum Servieren

Zubereitung

1 Eine hohe hitzefeste Form mit Margarine ausstreichen und den Backofen auf 175 °C vorheizen.

2 Den Reis heiß waschen, abtropfen lassen und zusammen mit der kalten Milch, Salz, Zimt, Rosinen, Vanillezucker sowie Zucker in die Form geben und alles mit einem Kochlöffel leicht vermengen. Im Backofen auf der zweituntersten Einschubleiste langsam „aufziehen" lassen (zum Kochen bringen). Inzwischen die Äpfel waschen, schälen, in Achtel schneiden und entkernen.

3 Sobald der Reis leise zu köcheln beginnt, die Form aus dem Ofen nehmen und die Apfelstücke untermengen. Das Ganze im Ofen fertig garen. Mit flüssiger Margarine beträufelt servieren.

TIPP
Der Vorteil des „Aufziehens" von Milchreis liegt an der gleichmäßigen Hitzeverteilung im Backofen. Kein ständiges Umrühren, kein Anbrennen – so gelingt Milchreis ganz leicht. Statt Äpfel können Sie auch andere Früchte nehmen, zum Beispiel Aprikosen, Zwetschgen, Birnen, Pfirsiche. Dazu passt eine Fruchtsauce.

Gebackene Ananas im Hafermantel
Fruchtig und einfach

Zubereitungszeit: ca. 20 Minuten

Eine Portion enthält:
- 340 kcal (1423 kJ)
- 8 g Eiweiß
- 18 g Fett
- 37 g Kohlenhydrate
- 5 g Ballaststoffe
- 0 mg Cholesterin

Zutaten für 2 Portionen

- 6 kleine Scheiben Ananas aus der Dose (à 35 g)
- 2 Eiweiß
- 2 EL Weizenvollkornmehl (30 g)
- 2 EL gemahlene Haselnüsse
- 2 EL zarte Haferflocken
- 2 EL Sonnenblumenöl

Zubereitung

1 Die Ananasscheiben gut abtropfen lassen und mit Küchenkrepp abtupfen.

2 Die Eiweiße mit einer Gabel verquirlen und die Ananasscheiben darin wenden.

3 Mehl, Nüsse und Haferflocken in einem Teller mischen und die Ananasscheiben darin wenden. Die Panade festdrücken.

4 Das Öl in einer beschichteten Pfanne erhitzen und die Ananasscheiben darin vom beiden Seiten ausbacken.

TIPP

Dazu schmeckt Vanillejoghurt oder Vanillesauce.

Fruchtring
Cremig und leicht, braucht Zeit

| Zubereitungszeit: ca. 25 Minuten |
| Zeit zum Festwerden: ca. 5 Stunden |

Eine Portion enthält:

228 kcal (950 kJ)	32 g Kohlenhydrate
18 g Eiweiß	9 g Ballaststoffe
2 g Fett	4 mg Cholesterin

Zutaten für 4 Portionen
5 Blatt helle Gelatine
175 g fettarmer Kefir
60 g Zucker
1 Msp. abgeriebene Zitronenschale (unbehandelt)
50 g Haferkleieflocken
350 g Magerquark
2 Eiweiß (Gewichtsklasse M)
400 g gemischte Beerenfrüchte
(frisch oder TK)

TIPP

Dazu passt Krokant aus Nüssen und kernigen Haferflocken.

Zubereitung

1 Die Gelatine in kaltem Wasser einweichen und nach Packungsvorschrift quellen lassen.

2 Den Kefir mit Zucker und Zitronenabrieb verquirlen und die Haferkleieflocken einrühren. Die Gelatine ausdrücken, in eine Tasse geben und im heißen Wasserbad vorsichtig auflösen. Etwas Kefirmasse unter die flüssige Gelatine mischen, dann diese Masse umgekehrt zügig unter die restliche Kefirmasse rühren. Den Quark gründlich untermengen.

3 Die Eiweiße steif schlagen und unter die Kefir-Quark-Masse ziehen.

4 Die Beeren waschen, verlesen, putzen. TK-Ware unaufgetaut verwenden. Einige Beeren zum Verzieren beiseitelegen, die restlichen locker unter die Kefir-Quark-Masse mischen.

5 Eine Ringform kalt ausspülen, die Masse einfüllen, glatt streichen und den Fruchtring etwa 5 Stunden im Kühlschrank festwerden lassen.

6 Vor dem Servieren die Form kurz in heißes Wasser halten, den Ring auf eine schöne Platte stürzen und mit den restlichen Beeren garnieren.

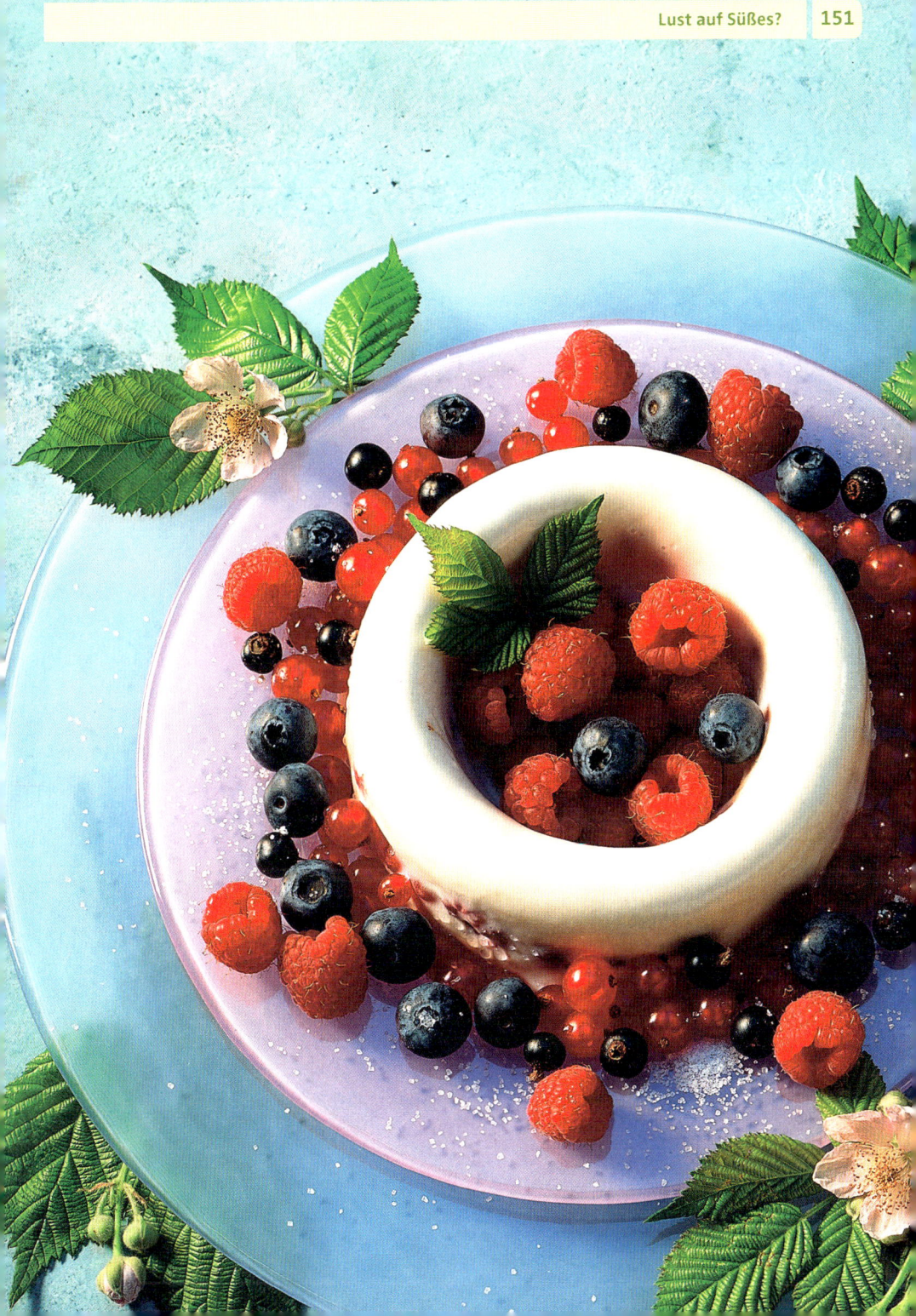

Grießschmarrn

Für die ganze Familie, ganz einfach

Zubereitungszeit: ca. 30 Minuten	
Eine Portion enthält:	
238 kcal (990 kJ)	25 g Kohlenhydrate
10 g Eiweiß	4 g Ballaststoffe
9 g Fett	86 mg Cholesterin

Zutaten für 4 Portionen

500 ml Milch
1 Prise Salz
100 g Weichweizengrieß
2 EL Haferkleiefleks
1 Ei (Gewichtsklasse M)
1 Päckchen Vanillezucker
2 EL Pflanzenöl zum Backen
Puderzucker zum Bestreuen

Zubereitung

1 Die Milch mit etwas Salz zum Kochen bringen. Den Grieß und die Haferkleiefleks langsam einrühren und das Ganze bei milder Hitze zu einem steifen Brei kochen.

2 Den Topf vom Herd nehmen und in den heißen Brei das Ei sowie den Vanillezucker einrühren. Den Brei abkühlen lassen.

3 Das Öl in einer beschichteten Pfanne erhitzen und den Grießbrei zu einem 1 cm dicken Fladen darin verteilen. Sobald die Unterseite goldgelb angebacken ist, den Teig mit einem Pfannenwender zerteilen, umdrehen und fertig backen. Den Schmarrn mit Puderzucker bestreut servieren.

> **TIPP**
>
> Dazu passen Heidelbeerkompott oder gedünstete Pflaumen.

Erdbeerquarktorte mit Krümelboden

Fein als sommerliches Dessert oder zum Kaffee
für eine kleine Springform, Ø 18 cm

Zubereitungszeit: ca. 30 Minuten
Zeit zum Festwerden: mind. 5 Stunden

Eine Portion (Stück) enthält:

117 kcal (489 kJ)	17 g Kohlenhydrate
6 g Eiweiß	1 g Ballaststoffe
3 g Fett	3 mg Cholesterin

Zutaten für 8 Stücke

12 Vollkornkekse (60 g)
1 TL Pflanzenmargarine
250 g Magerquark
150 g Vollmilchjoghurt
50 g Zucker
1 Päckchen Vanillezucker
5 Blatt helle Gelatine
1 Eiweiß
1 TL Zitronensaft
200 g Erdbeeren
1 TL flüssiger Honig oder 1 EL Grenadine (Granatapfelsirup)
Erdbeeren zum Garnieren

Zubereitung

1 Die Kekse in einen Frühstücksbeutel geben, diesen verschließen und mit dem Nudelholz darüberrollen, bis sie zerkrümelt sind. Mit der Margarine vermengen. Eine kleine Springform mit Backpapier auslegen, den Ring darum legen und den Boden mit Kekskrümeln bestreuen. Gut festdrücken.

2 Den Quark mit Joghurt, Zucker, und Vanillezucker verrühren. Die Gelatine nach Packungsanweisung auflösen. Das Eiweiß mit Zitronensaft steif schlagen. Die Erdbeeren waschen, putzen und mit Honig oder Grenadine pürieren.

3 Die aufgelöste Gelatine zu drei Vierteln rasch und zügig unter die Quarkmasse rühren, dann das Eiweiß gleichmäßig untermengen.

4 Die restliche Gelatine unter das Erdbeerpüree rühren. Die Quarkmasse in die Form füllen, darauf das Erdbeerpüree geben und mit einer Gabel sprialförmig unterziehen, sodass ein Marmormuster entsteht. Die Form für mindestens 5 Stunden in den Kühlschrank stellen, bis die Masse schnittfest geworden ist.

5 Die Torte aus der Form lösen, auf eine Platte heben und nach Belieben mit Erdbeeren garnieren.

Quarkcreme
Schnell und einfach

Zubereitungszeit: ca. 10 Minuten	
Eine Portion enthält:	
263 kcal (1000 kJ)	30 g Kohlenhydrate
21 g Eiweiß	5 g Ballaststoffe
3 g Fett	2 mg Cholesterin

Zutaten für 2 Portionen
- 200 g Magerquark
- 3–4 EL fettarme Milch
- 2 TL Honig
- 4 EL Haferkleieflocken
- 1 Eiweiß (Gewichtsklasse M)
- Zitronensaft
- 2 Pfirsichhälften aus der Dose
- 4 EL Haferfleks mit Kleie

Zubereitung
1 Den Quark mit Milch und Honig aufschlagen und die Haferfleieflocken untermischen.
2 Das Eiweiß mit Zitronensaft steif schlagen und untermengen.
3 Die Pfirsichhälften in schmale Spalten schneiden und auf zwei Glasschälchen verteilen.
4 Die Quarkmasse darübergeben und vor dem Servieren mit Haferfleks bestreuen.

TIPP

Quark ist ein prima Eiweißlieferant mit relativ wenig Fett. Wählen Sie die Magerstufe oder höchstens Speisequark mit höchstens 20 % Fett i. Tr. Er lässt sich sehr vielseitig zubereiten, sowohl mit frischen wie auch mit Dosenfrüchten. Ideal zum Dessert und erfrischend leicht im Sommer.

Heidelbeerpudding mit Haferkrokant

Schmeckt allen, ganz einfach

Zubereitungszeit: ca. 20 Minuten
Zeit zum Festwerden: ca. 2 Stunden

Eine Portion enthält:
270 kcal (1129 kJ)	42 g Kohlenhydrate
7 g Eiweiß	5 g Ballaststoffe
8 g Fett	8 mg Cholesterin

Zutaten für 4 Portionen

500 ml fettarme Milch
1 Päckchen Puddingpulver „Vanille" (40 g)
50 g Zucker
200 g frische Heidelbeeren
40 g Mandeln
30 g kernige Haferflocken

Zubereitung

1 Aus Milch, Puddingpulver und 40 g Zucker einen Pudding nach Packungsvorschrift kochen. Eine Puddingform oder vier einzelne Puddingförmchen kalt ausspülen.

2 Die Heidelbeeren waschen, verlesen, auf Küchenkrepp etwas abtrocknen und die Beeren vorsichtig unter den warmen Pudding heben. Nicht rühren, da die Beeren sonst „ausbluten". Den Pudding in die Form oder in die Portionsförmchen füllen.

3 Die Mandeln im Blitzhacker grob zerkleinern, zusammen mit den Haferflocken sowie dem restlichen Zucker in einer beschichteter Pfanne leicht anrösten und die Masse auf die Puddingoberfläche streuen.

4 Den Pudding erkalten lassen, dann bis zum endgültigen Festwerden noch zwei Stunden in den Kühlschrank stellen. Auf eine Platte oder auf Dessertteller stürzen.

TIPP

Das Bestreuen mit dem Haferkrokant verhindert die Hautbildung auf der Oberfläche des Puddings und ist zugleich eine leckere Unterlage nach dem Stürzen. Zum Pudding passt Dessertgebäck, dabei bitte Kalorien- und Eigehalt beachten.

Joghurtkaltschale mit Früchten
Erfrischend und leicht

Zubereitungszeit: ca. 15 Minuten

Eine Portion enthält:
166 kcal (692 kJ)	28 g Kohlenhydrate
8 g Eiweiß	5 g Ballaststoffe
1 g Fett	2 mg Cholesterin

Zutaten für 2 Portionen

300 g gerührter Magermilchjoghurt, gut gekühlt

1 Päckchen Vanillezucker

1 TL flüssiger Honig

75 ml Orangensaft

1 EL Instant-Haferflocken

250 g frische Früchte (Beerenfrüchte, Aprikosen, Kirschen, Pfirsiche, Honigmelone, Banane, Mango etc.)

Zitronenmelisse zum Garnieren

Zubereitung

1 Den Joghurt mit Vanillezucker, Honig, Orangensaft und Instant-Haferflocken verrühren.

2 Die Früchte waschen, putzen, je nach Sorte schälen, entsteinen und kleinschneiden. Mischen und auf zwei Suppenteller verteilen.

3 Die Joghurtmischung darübergeben und das Ganze mit Zitronenmelisse garnieren.

TIPP

Die Kaltschale ist eine gute Erfrischung im Sommer und ein gesunder Durstlöscher zugleich. Sie schmeckt auch, wenn man wegen der Hitze nur wenig Appetit hat. Aufgrund des hohen Fruchtanteils und der Haferflocken sättigt sie sehr gut und ist dabei leicht.

Aprikosen-Orangen-Sorbet

Erfrischend und einfach

Zubereitungszeit: ca. 10 Minuten
Zeit zum Kühlen: 30 Minuten (in der Eismaschine)

Eine Portion enthält:

80 kcal (335 kJ)	18 g Kohlenhydrate
2 g Eiweiß	1 g Ballaststoffe
kaum Fett	0 mg Cholesterin

Zutaten für 4 Portionen

200 g Aprikosen aus der Dose
250 ml Orangensaft
1 EL Manuka-Honig
1 Eiweiß

TIPP

Sorbets sind eine hervorragende und nahezu fettfreie/cholesterinfreie Alternative zu herkömmlichen Eiscremes, die mit Eiern und viel Sahne zubereitet werden. Wenn Sie eine Eismaschine haben, nutzen Sie sie, so oft es geht. Denn gerade im Sommer, wenn es viele frische Früchte aus der Region gibt, bieten sich etliche Rezepte an, die bei Jung und Alt gut ankommen. Die Zubereitung ist einfach, die Vielfalt enorm. Wenn Sie das Sorbet mit einer Spritztülle dekorativ in die Gläser spritzen wollen, sollten Sie die Masse samt der Rührschüssel nach dem Rühren noch für eine halbe Stunde ins Gefriergerät (– 18 °C) stellen, damit die Konsistenz fester wird.

Zubereitung

1 Die Aprikosen abtropfen lassen und zusammen mit dem Orangensaft sowie dem Honig im Mixer pürieren.

2 Das Eiweiß halb steif schlagen und gleichmäßig unter die Fruchtmasse rühren. Die Sorbetmasse in die Eismaschine (Schüssel 24 Stunden vorgefrostet) füllen, das Rührwerk aufsetzen und die Maschine 25 bis 30 Minuten laufen lassen, bis das Sorbet die gewünschte Konsistenz erreicht hat. Inzwischen vier Dessertgläser kaltstellen.

3 Das Sorbet mit einem Eisportionierer oder einem Löffel in die vorgekühlten Dessertgläser verteilen und nach Belieben mit Papierschirmchen, Eiswaffeln und Früchten garnieren. Sofort servieren.

Rezeptregister

Nicht ohne mein Frühstück!
Geröstete Vorratsmischung   39
Vorratsmischung mit Karamell   40
Erdbeer-Rhabarber-Müsli   41
Erdbeer-Frühstücksdrink   42
Heidelbeer-Bananen-Müsli   43
Früchtemüsli   44
Trauben-Sanddorn-Müsli   44
Himbeer-Pistazien-Müsli   46
Cornflakes mit Feigen und Mango   48
Kräuterquark   49
Pumpernickel mit Kräuterquark und Gemüseaspik   50
Hüttenfrühstück   52
Bananen-Nuss-Brotaufstrich   54
Hefekranz für den Brunch   55

Hauptgerichte für mittags und abends
Salate und Suppen
Vegetarischer Reissalat   57
Rauke mit Melone und Parmaschinken   58
Tomaten-Gurken-Salat mit Rucola   60
Fenchel-Tomaten-Salat   62
Herbstsalat mit Pilzen   63
Griechischer Bauernsalat   64
Knackiger Rohkostteller mit dreierlei Dips   66
Kartoffelsalat à la verde   68
Nudelsalat mit Gabelspaghetti   69
Rote-Beete-Creme   70
Feine Pilzcreme   72
Tomatencremesuppe   74
Italienische Paprikacreme   75
Brokkolicremesuppe   76
Grünkern-Spinat-Suppe   77
Cremige Selleriesuppe   78

Vegetarische Hauptmahlzeiten
Kerniges Mangold-Gratiné   79
Champignons mit Kräuterfüllung   80
Pikante Pfannkuchen   81
Paprika-Schiffchen   82
Reispfanne mit Pilzen   84
Gemüsegratin „Toscana"   86
Brokkoli-Blumenkohl-Gratin   87
Gefüllte Kartoffeln mit Kräuterquark   88

Fisch
Bratheringe selbstgemacht   90
Seezungenröllchen Florentiner Art   91
Fischgratin   92
Heringssalat mit Salzkartoffeln   93
Wolfsbarsch in Pergament mit Ratatouille   94
Rotbarschfilets in Folie   96
Kabeljau „unter der Haube"   97
Fisch-Curry   98
Makrelen auf Prinzess-Bohnen   100
Heringsröllchen mit Gemüse   101

Fleisch
Pichelsteiner Eintopf   102
Bohnentopf mit Lamm   104
Gulaschsuppe   105
Piccata mit Paprikasauce   106
Marinierte Filetspieße mit Kartoffeln   107

Chili con Carne   108
Schweinefleischcurry   110
Cevapcici mit Paprikasauce   111
Sauerkraut mit Kasseler   112
Schinkennudelgratin   113
Lauchgratin mit Schinken   114
Wirsingröllchen   115
Spargelgratin mit Schinken und Kartoffeln   116
Couscous mit Putenstreifen   117
Risotto mit Huhn   118
Fladenbrot mit Putenfleisch   119
Wok-Gemüse mit Huhn und Reis   120
Bandnudeln chinesische Art   122
Gemüsepfanne mit Putenfleisch   123

Für den Hunger zwischendurch
Gurken-Drink   125
Knusperjoghurt mit Früchten   126
Knuspriger Obstsalat   126
Karottenrohkost mit Sonnenblumenkernen   127
Radieschenbrot mit Kresse   127
Tomatenquark mit Knäckebrot   128
Sauerkirsch-Smoothie   128
Aprikosen-Smoothie   129
Waikiki-Smoothie   130
Himbeer-Smoothie   130
Aprikosen-Mix mit Honig und Weizenkeimen   131
Fruchtsaft-Mix   131
Erdbeer-Buttermilch   132
Kräuter-Shake   132
Gemüse-Drink   133
Gemüse-Brottrunk-Mix   133
Rote-Beete-Drink   134
Karotten-Mixgetränk   134
Pikanter Gemüse-Drink   135

Mit originellen Drinks gegen den Durst
Teebowle mit Himbeeren   137
Ginger-Mate-Drink   137
Melonen-Drink   138
Vita Vitale   138
Wangenrot   139
Fitness-Karotte   139
„Beerenstark" schwarz   140
„Beerenstark" rot   140
Zaubertrank   141
Vitaminsky   141
Grapefruit-Karotten-Mix   142
Iced Mint   142
Green Passion   143
Minz-Orangen-Punsch   144
Love Affair   145

Lust auf Süßes?
Kirschenmichel   147
Aufgezogener Apfelreis   148
Gebackene Ananas im Hafermantel   149
Fruchtring   150
Grießschmarrn   152
Erdbeerquarktorte mit Krümelboden   153
Quarkcreme   154
Heidelbeerpudding mit Haferkrokant   155
Joghurtkaltschale mit Früchten   156
Aprikosen-Orangen-Sorbet   157

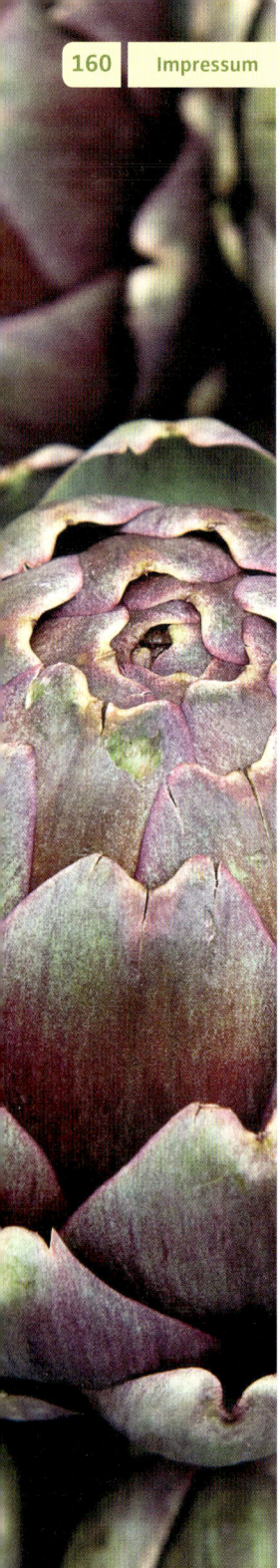

Impressum

Bibliografische Information der Deutschen Nationalbibliothek
Die Deutsche Nationalbibliothek verzeichnet diese Publikation in der deutschen Nationalbibliografie; detaillierte bibliografische Daten sind im Internet über http://dnb.ddb.de/ abrufbar.

ISBN 978-3-89993-645-2 (Print)
ISBN 978-3-8426-8456-0 (PDF)

Fotos:
Titelfoto: GettyImages
123rf.com: Liv Friis-larsen: 8/9; Corinna Gissemann: 136
Fotolia.com: Corinna Gissemann: 2/3; Torsten Schon: 4; emmi: 51
iStockphoto.com: oriba: 1; Olga Lyubkina: 49; Brasil2: 160
Kölln: 36/37, 38, 41, 42, 43, 45, 47, 53, 59, 61, 65, 67, 71, 73, 83, 125, 135, 151
Meßmer: 143, 145
Rapp: 95, 103, 146
Wirths PR: 85, 89, 99, 109, 121

© 2013 Schlütersche Verlagsgesellschaft mbH & Co. KG
Hans-Böckler-Allee 7, 30173 Hannover
www.schluetersche.de

Autorin und Verlag haben dieses Buch sorgfältig geprüft.
Für eventuelle Fehler kann dennoch keine Gewähr übernommen werden.
Alle Rechte vorbehalten. Das Werk ist urheberrechtlich geschützt.
Jede Verwertung außerhalb der gesetzlich geregelten Fälle muss vom Verlag schriftlich genehmigt werden.

Lektorat: Linda Strehl, München
Layout: Groothuis, Lohfert, Consorten, Hamburg
Covergestaltung: Kerker + Baum Büro für Gestaltung, Hannover
Satz: Die Feder Konzeption vor dem Druck GmbH, Wetzlar
Druck und Bindung: Grafisches Centrum Cuno GmbH & Co. KG, Calbe
Hergestellt in Deutschland.